朝日脳活ブックス

思いだしトレーニング

昭和のできごと

はじめに

「あれなんだっけ、あの時のあの人の……」

年を取ると会話の中に「あれ」や「あの」がどうしても増えてきます。そんなことが続くと会話にストレスを感じて、話すことが面倒になったり、あげく考えることすら、おっくうになってしまいかねません。

元気に生きるために大切なのは頭を使うこと。考えてしっかり答えが思いだせれば、気分もよくなり、また頭を使うことが楽しくなります。

この本は、「どうも、物事がすぐに思いだせなくなってきたな」と感じている方に向けた、**脳のトレーニングブック**です。

テーマは「昭和」。昭和の時代に起こった事件や、有名人、ヒットした映画やテレビ・ラジオ番組、流行した言葉など、全部で**604問**収録しています。答えを思いだすのはもちろん、問題を読んでいけば、その時代にあった楽しかったこと、印象的だったことがまるで一本の糸のように次々、心に浮かんでくるでしょう。

一人でこの本に取り組むのももちろんよいですが、家族や友人といっしょに思い出を語り合いながら楽しむのもいいでしょう。

本書の使い方

まずは何も見ずに、答えてみてください。余白の部分に答えを書いたり、できたと思った問題の番号の上にチェックを入れたりしてもかまいません。正解は問題ページの次の見開き下段にあります。

どうしても思いだせない問題や知らなかった問題は、本やネットなどで調べてもかまいません。**その際は、問題に関連した前後の部分も読むことをおすすめします。**そうすることで、その時代やその時、自分が何をしていたかするする思いだし、脳を活性化し、また思い出を楽しむことができるはずです。

朝日脳活ブックス編集部

目次

※本書で取り上げました人物の敬称は略しています。

第一章

あなたも夢中になったかも

流行・はやり言葉 編

みんな口ずさんだあのフレーズ、
どの家にもあったあの商品。
流行語や大ヒットした商品などから
100問を出題。

※解答は、ページをめくった次の見開きの一番下にあります。

問 1

江戸時代、中国からやってきたときは独り独楽などと呼ばれていた。昭和8年、洋行帰りの教員が持ち帰って再流行した玩具は？

▶昭和51年にもコカ・コーラの販売促進物を発端に大ブームとなった。

問 2

土日の休み返上で、休みなく働くことを意味した言葉で、元は大日本帝国海軍で用いられたのが始まりの慣用表現は？

問 3

昭和17年に戦意高揚を目的に一般から選ばれた標語で11歳の少女が考えたもの。国民に耐乏生活を強いたこの標語は？

問 4

大東亜戦争を勝ち抜く1億国民の強い決意を表わしたもので、全滅されるまで戦い抜くという意味を持つ戦時下の合言葉は？

▶ヒント：『古事記』に書かれた神武天皇東征時の言葉からとられたもの。

解答は次の見開きの下にあります。

問 5

戦時中に、敵視する国、アメリカやイギリスに対しての日本国民の強い憎悪の心をあおったスローガンは？

問 6

まぶしい光に続いて、耳をつんざく爆音がとどろいたとされる、広島・長崎に投下された原子爆弾は「○○○○」とも呼ばれた。

▶ヒント：原爆投下時、国民はまだ原爆の存在を知らず、こう呼んだ。

問 7

敗戦による米軍進駐で必要になったのが英語（米語）会話。その需要に合わせて急きょ発行されたベストセラーが「○○○○手帳」。

▶ヒント：総発行部数360万部、玉音放送当日に発行を考えたという。

問 8

食料不足で腹を空かせた子供たちは、米兵を見つけると「○○・○○・チョコレート」と言って、食べ物をねだった。

解答は次の見開きの下にあります。

問 9

敗戦直後の日本国内で、その安さから庶民によく飲まれた、粗悪な酒粕を原料に造られた密造焼酎は？

▶ヒント：粗悪な紙で印刷した低俗雑誌も○○○○雑誌と呼ばれた。

問 10

昭和21年の食糧メーデーで参加者のひとりが掲げ、不敬罪に問われた言葉は「朕はタラフク食ってるぞ、ナンジ人民○○○○○」。

問 11

フランス語で「戦後派」を意味し、日本では第二次世界大戦後に流行。無軌道な若者の犯罪を「○○○○○犯罪」と呼んだ。

問 12

昭和23年、68歳の歌人・川田順は弟子と恋愛、自殺未遂を起こした末に彼女と結婚した。この恋を何と呼んだ。

▶ヒント：川田自身が詠んだ歌の一部から生まれた言葉。

1 ヨーヨー
2 月月火水木金金
3 欲しがりません勝つまでは
4 撃ちてし止まむ

問 13

100円2枚と10円4枚、職業安定所から支払われる定額日当240円を受け取る日雇い労働者を「○○○○」と呼んだ。

問 14

主婦や学生などがアルバイトでホステスをする「○○○○」と呼ばれるキャバレーが昭和20年代の後半に流行した。

▶ヒント：昭和25年、大阪・千日前に最初の店がオープンした。

問 15

日本企業に大量の注文が舞い込んだ朝鮮戦争の頃、とくに好調の鉄鋼・繊維関連企業を「○へん○へん」と呼んだ。

▶ヒント：化学関連企業は「化学」の「化」から「にんべん」。

問 16

昭和25年、国会の答弁で「貧乏人は麦を食え」という内容の発言をし、国民の怒りを買った吉田茂内閣の大蔵大臣は？

5	6	7	8
鬼畜米英	ピカドン	日米会話	ギブ・ミー

問 17

来宮良子のナレーション「忘却とは忘れ去ることなり……」で始まる大ヒット・ラジオドラマのタイトルは?

▶ヒント:佐田啓二・岸恵子主演で映画化もされた。

問 18

インスタント食品のさきがけともいえる、ご飯にふりかけてからお湯をかけるだけですぐに食べられる商品は?

▶ヒント:パッケージには歌舞伎の上式幕、高札、江戸文字が。

問 19

ソロバンを使った芸と片こと英語の「トニーングリッシュ」で注目されたコメディアン、トニー谷がはやらせた流行語は?

▶ヒント:赤塚不二夫「おそ松くん」に登場するイヤミのモデル。

問 20

昭和28年のミス・ユニバース世界大会で3位に入賞した伊東絹子のすらりとしたスタイルからはやった言葉は?

9	10	11	12
カストリ	飢えて死ね	アプレゲール	老いらくの恋

問 21

ペレス・プラード楽団の来日に前後して、若者たちを中心に巻き起こった「〇〇〇ブーム」は、ファッションにまで影響した。

▶ヒント：〇〇〇から発展し、チャチャチャのリズムも大ヒット。

問 22

石原慎太郎の芥川賞受賞作をきっかけに生まれた、無秩序で享楽的な行動をとる若者たちのことを「〇〇族」と呼んだ。

▶ヒント：石原慎太郎と対談したジャーナリスト、大宅壮一の発言が最初。

問 23

昭和31年発表の経済白書の最後に記されていた言葉「〇〇〇〇〇〇〇〇〇」は、戦後復興が終了したことを意味していた。

問 24

戦後の性の解放を象徴するように、人妻が夫以外の男性にときめきを感じたり、浮気したりすることを表現した言葉は？

▶ヒント：三島由紀夫の小説のタイトルから生まれた。

13 ニコヨン
14 アルサロ
15 金　糸
16 池田勇人

問 25

流行語にもなった、大阪に本社のある百貨店そごうが東京進出の際にCMソングとして使ったフランク永井の大ヒット曲は？

問 26

信号や速度制限を無視、急発進や急停車、強引な追い越しを繰り返し、荒稼ぎするタクシーは「○○タクシー」と呼ばれた。

問 27

直径1メートルほどの細いプラスチックチューブの輪を腰のあたりで回転させて遊ぶ。この輪の名前は？

▶ヒント：腸捻転などの健康障害が起き、ブームは急速に過ぎた。

問 28

マフラーを改造してエンジン音を極端にとどろかせ、公道を猛スピードで疾走するオートバイ乗りを「○○○○族」と呼んだ。

▶ヒント：その後の「暴走族」のルーツともいえるグループ。

17	18	19	20
君の名は	お茶づけ海苔	さいざんす	八頭身美人

問 29

20歳の誕生日会見で好きな男性のタイプを聞かれ、「私の選んだ人を見てください」の名言を残した内親王は？

▶ヒント：今上天皇の学友・島津久永氏と結婚した。

問 30

昭和34年に創刊、少年に人気のあった週刊コミック誌は、表紙が朝潮の「少年マガジン」と長嶋茂雄の「少年○○○○」。

問 31

60年安保闘争のとき、岸信介首相は、国会周辺で反対を叫ぶ人の声よりも、「私には『○○○声』が聞こえる」と発言した。

▶ヒント：「物言わぬ多数派」「サイレント・マジョリティー」ともいう。

問 32

空気でふくらませた人形の、輪状になった両手足を腕などに抱きつけて歩くスタイルが大流行。この人形は？

21 マンボ
22 太陽
23 もはや戦後ではない
24 よろめき

問33

昭和40年代の前半、子供たちや大衆に人気のあるものの代名詞として使われた言葉は「巨人・○○・○○○」。

▶ヒント：通産官僚だった堺屋太一が生みの親。

問34

「私立大は女子学生に占領され、花嫁学校化している」という早大教授の発言をもとに生まれた言葉は「女子大生○○○」。

問35

ロックンロールのリズムに合わせて、手を振り、腰や足を激しくひねるように動かしながら踊るダンスは？

▶ヒント：黒人歌手のチャビー・チェッカーが流行らせたダンス。

問36

企業などが決められた採用期間よりも早い時期に、卒業予定の学生などに採用内定を出すことを何という？

25	26	27	28
有楽町で逢いましょう	神風	フラフープ	カミナリ

問 37

両親が共働きなどで、家族はつねに不在。家に入るため、いつも鍵を持ち歩いていた子どもを何と呼んだ？

▶ヒント：共働き家庭のほか、母子家庭や父子家庭でも。

問 38

農家に働き手の男性がいないため、じいちゃん、ばあちゃん、かあちゃんだけで営んだ農業を何と呼んだ。

問 39

東京オリンピック当時、体操競技において最高難度の技を指した言葉で、「大逆転技」「至難の業」などを意味した流行語は？

▶ヒント：いまだに新作が作られる人気特撮シリーズはこの言葉から生まれた。

問 40

男性はアイビールック、女性はロングスカート、そしてサンダル履き。東京・銀座の通りに集まる若者を「○○○族」といった。

29	30	31	32
清宮貴子（島津貴子）	サンデー	声なき	ダッコちゃん

問 41

カー、セックス、ファッションが売りの男性週刊誌「○○○○○」が昭和39年に創刊。2年後には「週刊プレイボーイ」も。

問 42

ヴァンジャケットの石津謙介が提唱し、学生の間で広まったトラディショナルなファッションを「○○○○ルック」と呼んだ。

▶ヒント：アメリカ東海岸の名門私立大学グループがブームの発端。

問 43

働きに出ることもなく、一日中「食っちゃ寝」の生活を送っている専業主婦を皮肉る「○○○○付き」という言葉もあった。

問 44

いざなぎ景気を背景に、庶民が買い求めた三つの新耐久消費財を総称して、数字とアルファベットで表した言葉は？

▶ヒント：カラーテレビ、クーラー、カー（自動車）。

36	35	34	33
青田買い	ツイスト	亡国論	大鵬・卵焼き

問45

祖父母や親族と同居する複合家族とは対照的に、一組の夫婦と未婚の子どもたちだけで構成された家族をなんといった?

問46

深夜番組「11PM」で、司会の大橋巨泉が共演の朝丘雪路の大きな胸をからかい半分に表現した言葉は?

問47

日本の少女たちがバービー人形よりも身近に遊べるようにと企画・開発された「○○○○○人形」が昭和42年に発売された。

▶ヒント:人形のフルネームは「香山○○」。

問48

チキンラーメンは最短1分、昭和43年に発売されたレトルト食品「○○○○○」は、国民食が3分で食べられることで話題に。

▶ヒント:発売時のテレビCMに出演していたのは女優の松山容子。

37	38	39	40
かぎっ子	三ちゃん農業	ウルトラC	みゆき

問 49

ミニスカートの女王、ファッションモデルの「○○○○○」が来日。翌昭和43年から日本でもミニスカートが爆発的流行に。

問 50

従来のものよりも一回り大きな「エールチョコレート」を発売した森永製菓がテレビで放送したCMのコピーは?

▶ヒント:CMには型破りな指揮者・山本直純を起用。

問 51

東大学園紛争中の駒場祭ポスターのコピー「とめてくれるなおっかさん……」で注目を集めた当時の在学生は?

▶ヒント:後に小説『桃尻娘』で小説家デビュー。

問 52

高度成長期、家庭をかえりみず、猛烈に働く日本人をアメリカ人が「○○○○○アニマル」と揶揄(やゆ)したことも。

41	42	43	44
平凡パンチ	アイビー	三食昼寝	3C

問 53

70年安保闘争時、新宿駅西口地下広場や全国の路上で聴衆とフォークを歌う行動を「フォーク○○○」といった。

▶ヒント：出没した歌手の中に岡林信康や高石ともやもいた。

問 54

白いミニスカートがまくりあがる丸善石油（現コスモ石油）のテレビCMで、「Oh！モーレツ」と叫んだ女性は？

問 55

国鉄（現JR）が万博終了後の旅客確保と、個人や女性旅行客をふやすために展開したキャンペーンは？

▶ヒント：山口百恵の「いい日旅立ち」もキャンペーンソング。

問 56

大学学園祭の定番ミスコンテストを中止に追い込むなど、アメリカから日本に上陸した女性解放運動は？

45	46	47	48
核家族	ボイン	リカちゃん	ボンカレー

問 57

「世界のミフネ」を起用して一世を風靡（ふうび）したCMの強烈なキャッチコピーは「○○○○○サッポロビール」。

問 58

若い女性向けファッション雑誌を片手に、全国の観光地を一人またはグループで旅して回る女性を何と言った？

▶ヒント：雑誌は昭和40年代創刊の「アンアン」「ノンノ」。

問 59

ベトナム反戦運動の広がりとともにアメリカから流行した、黄色い円形に目と口だけをあしらったバッジは？

問 60

お湯さえあれば、どこでも食べられるインスタント麺の極致「○○○○○○○」が昭和47年に発売される。

▶ヒント：浅間山荘事件の現場でこれが茶の間に映し出されたことも。

52	51	50	49
エコノミック	橋本治	大きいことはいいことだ	ツイッギー

問 61

昭和47年の自民党総裁選を前に、田中角栄が発表した日本全土を高速交通網で結び、工業化を促進するなどの政策とは。

問 62

決めゼリフの「あっしには関わりのないことでござんす」が流行語になった、笹沢左保の股旅小説の主人公の名は？

▶ヒント：テレビドラマでは中村敦夫が演じていた。

問 63

昭和47年にグアム島で発見、帰国時の記者会見で「恥ずかしながら帰ってまいりました」と述べた残留日本兵は？

問 64

昭和48年の全国交通安全運動で総理大臣賞を受賞したスローガンは「○○○○そんなに急いでどこへ行く？」。

▶ヒント：マイカー時代到来で交通死亡事故が増大。

53	54	55	56
ゲリラ	小川ローザ	ディスカバージャパン	ウーマンリブ

問 65

小沢昭一、野坂昭如、永六輔の3人が「○○○○○」を結成、武道館でビートルズ並みの観客を動員したという。

問 66

「1999年7の月に人類が滅亡する」と解釈した五島勉の著作「○○○○○○○の大予言」がベストセラーに。

問 67

写真家・篠山紀信が昭和50年に撮影した山口百恵の写真に「○写」とつけて以後、よく女性グラビア写真に使われる言葉に。

▶ヒント：雑誌「GORO」の連載で、小学館が商標登録している。

問 68

昭和50年前後の健康食品ブームにのって話題になった飲料「○○○○○」は、漢方薬的効果が期待された。

▶ヒント：一時、安全性が問題になったことも。

60	59	58	57
カップヌードル	スマイルバッジ	アンノン族	男は黙って

問 69

ハウス食品のラーメンのCM「○○○作る人、○○食べる人」が話題になるも、性差別を助長させるとの抗議で放送中止に。

問 70

歩行者天国の通行人でにぎわう東京・銀座4丁目に、アメリカのハンバーガーショップ「○○○○○」1号店がオープン。

問 71

昭和51年のロッキード事件に関する国会の証人喚問の場で小佐野賢治が繰り返し口にし、流行語になった言葉は？

▶ヒント：この言葉はその後、国会議員たちの決まり文句に。

問 72

ロッキード事件で賄賂の金銭を意味する隠語として使われた100万円を1単位とする言葉は？

▶ヒント：この言葉にからんで「黒い○○○○」という言葉も。

61 日本列島改造論

62 木枯し紋次郎

63 横井庄一

64 狭い日本

問 73

女性3人のアイドル、キャンディーズが日比谷野外音楽堂の公演終盤で突然宣言した解散の理由は「○○○○○○に戻りたい」。

問 74

高出力、高性能、特徴的なデザインなどで普通の自動車を超える要素を持ったスポーツカーは何と呼ばれた？

▶ヒント：漫画「サーキットの狼」などの影響でブームに。

問 75

東京・原宿の代々木公園横の歩行者天国で、派手な衣装を着てステップダンスを踊っていた若者は何と呼ばれた？

問 76

日本の企業や役所などの職場で閑職に追いやられた中高年サラリーマンたちを揶揄していった言葉は？

▶ヒント：一日中、外を眺めて時間をつぶす人もいた。

65	66	67	68
中年御三家	ノストラダムス	激	紅茶キノコ

問 77

ファミコン登場以前、ゲームセンターや喫茶店に置かれていた、宇宙戦争がテーマのアーケードゲームの大ヒット作は。

▶ヒント：画面上方から敵キャラが迫るシューティングゲーム。

問 78

録音機能を省いた、ヘッドホンだけで聴くソニー製カセットテープタイプの携帯オーディオプレイヤーは何？

▶ヒント：8年後のテレビCMには瞑想（めいそう）する猿、チョロ松も登場。

問 79

EC（ヨーロッパ共同体）が昭和54年に出した報告書の中で日本人の住宅の狭さを形容して表現した言葉は？

問 80

占い本や予言書が売れる時代は、世の中が暗く、厳しい時期。昭和54年には和泉宗章の『○○○入門』がベストセラーに。

▶ヒント：『算命占星学入門』の続編として発売された。

72 ピーナツ

71 記憶にございません

70 マクドナルド

69 わたし　ぼく

問 81

流行語にもなった「赤信号、みんなで渡れば怖くない！」などのブラックユーモア漫才で人気を得た漫才コンビは？

▶ヒント：コンビのうちのひとりは、いまや世界的映画監督。

問 82

一橋大学の学生だった田中康夫の文藝賞受賞作から広まった、ブランドなどでおしゃれを楽しんだ女子大生を何族と言った？

問 83

童謡「七つの子」の替え歌「カラスの勝手でしょ……」で、子どもたちに圧倒的人気を博したグループのメンバーは？

▶ヒント：人気番組「8時だヨ！全員集合」で歌って喝采を浴びた。

問 84

ロッキード事件の法廷で、榎本敏夫被告の、三恵子前夫人が行った前夫に不利な証言などを「○○の一刺し」と言った。

73	74	75	76
普通の女の子	スーパーカー	竹の子族	窓際族

問 85

京都で生まれ、3年後の昭和56年に東京などで一大ブームに。女性従業員が下着を履かないことで話題になった喫茶店は?

問 86

バニラアイスを大福のような餅で包むという、和菓子と洋菓子のコラボレーション冷菓「○○○○○○」が人気に。

問 87

昭和57年に起きた日本航空機墜落事故の原因は、精神に異常をきたした機長の行動だった。流行語にもなったこの行動は?

▶ヒント：急な精神錯乱などを示す言葉に使われた。

問 88

お笑い芸人のタモリが「根」の部分が明るい人間、または暗い人間を表す言葉としてつかった表現は?

▶ヒント：タモリがラジオの「オールナイトニッポン」で言いだした。

80	79	78	77
天中殺	うさぎ小屋	ウォークマン	インベーダーゲーム

問 89

コピーライターの糸井重里が考えた「○○○○生活」は西武百貨店のキャッチコピーから発信されたもの。

▶ヒント：戦後の「日本のコピー　ベスト500」で第1位に。

問 90

レコードに変わる記録メディア「○○○○○○○○○」が昭和57年に実用化。ソニーなどからプレーヤーが発売された。

▶ヒント：初期の最大収録時間は74分42秒だった。

問 91

昭和58年に飛び降り自殺した俳優・沖雅也が遺書に残した言葉「おやじ、○○でまっている」という言葉が話題に。

問 92

後肢だけで直立し、走行するはちゅう類「○○○○○○○○」は、自動車・三菱ミラージュのテレビCMに登場して話題となった。

84	83	82	81
ハチ	志村けん	クリスタル族	ツービート

問 93

「私は、コレで会社を辞めました」というCMが話題になった禁煙グッズは？

▶ヒント：小指をたてた男性の表情が哀れだった⁉

問 94

事件や事故の生々しい写真で一世風靡した写真週刊誌。昭和56年に創刊された草分けともいえる雑誌は？

問 95

バブル景気全盛期、暴力団なども関わって行われた、土地買収のための強引な手法を「○○○」と呼んだ。

問 96

夫は、病気することもなく、家に金を入れてさえくれれば、それだけで十分という主婦の名句は？

▶ヒント：「タンスにゴン」のテレビCMで使われた言葉。

85 ノーパン喫茶
86 雪見だいふく
87 逆噴射
88 ねあか　ねくら

問 97

チョコレート菓子に付属の「○○○○○シール」ブーム、10代目「悪魔VS天使シリーズ」の登場で社会現象に。

問 98

バブル時代の女性のスタイル。同じ長さのさらさら髪、体のラインが出る服を合わせて「ワンレン○○○○」と表現された。

問 99

歌人・俵万智の歌集「○○○○○」が280万部のベストセラーに。パロディ化したさまざまな記念日が登場した。

▶ヒント：筒井康隆の「カラダ記念日」などが有名。

問 100

シェアを競い合う栄養ドリンク剤、CMで話題を集めたのが「○○○男」のグロンサンと「24時間戦えますか」のリゲイン。

▶ヒント：グロンサンのCMキャラクターを務めていたのは高田純次。

89	90	91	92
おいしい	コンパクトディスク	涅槃	エリマキトカゲ

第二章

テレビ・ラジオの前で驚いた！

ニュース・事件 編

テレビやラジオから聞こえてきた緊迫のニュース。
家庭や職場でも話題となった大事件から
100問を出題。

1章・31ページの解答

96	95	94	93
亭主元気で留守がいい	地上げ	FOCUS	禁煙パイポ

1章・32ページの解答

100	99	98	97
5時から	サラダ記念日	ボディコン	ビックリマン

問 1

昭和7年、満州事変や満州国調査のために国際連盟から派遣された、英・米・仏・独・伊からなる調査団は？

▶ヒント：イギリス人調査団長○○○○伯爵にちなんで命名。

問 2

世界恐慌から回復傾向に入った昭和11年、「○○○○」の愛称をもつ、蒸気機関車の代名詞とも言える車両が製造された。

問 3

昭和15年頃から英語を敵性語と位置づけ、言い換えが進んだ。例えば、飲料水の「○○○○」は「噴出水」。

問 4

第2次世界大戦終盤、兵力不足を補うために徴兵猶予にしていた法文系学生を戦場に送ったことを何と呼んだ。

解答は次の見開きの下にあります。

問 5

昭和18〜20年に発生した地震や爆発で、北海道南西部の畑地が隆起して出来た標高398メートルの鐘状火山は？

問 6

大日本帝国と連合国の間で交わされた休戦協定（降伏文書）の調印式がアメリカ戦艦「〇〇〇〇」で行われた？

▶ヒント：トルーマン大統領の出身州と同名の艦が選ばれた。

問 7

太平洋戦争中、日本軍は連合国軍兵士の戦意喪失を狙って謀略放送を実施。その謎の女性アナウンサーの呼び名は？

▶ヒント：女性アナウンサーは複数いたとも言われている。

問 8

昭和21年元日、天皇は詔書により「現人神」であることを否定したとされている。「天皇の〇〇宣言」である。

解答は次の見開きの下にあります。

問 9

昭和21年に公布された日本国憲法の3大要素は「国民主権」「基本的人権の尊重」と「○○○○」である。

問 10

決行前日、GHQによる突然の中止命令で戦後最大規模の昭和22年の労働争議「○・○ゼネスト」が不発に終わった。

▶ヒント：共闘委員長はラジオで涙ながらに中止を伝えた。

問 11

東京・新宿の闇市を仕切っていた関東尾津組が昭和22年に始めた乗客2人乗りの「自転車タクシー」を何と呼んだ？

▶ヒント：自転車をさす「銀輪」と「タクシー」の合成語。

問 12

戦争犯罪を裁く「極東国際軍事裁判」で、事後法で裁くことはできないと全員の無罪を主張したインド人判事は？

4	3	2	1
学徒出陣	サイダー	デゴイチ	リットン調査団

問 13

昭和21〜23年の映画会社・東宝の労働争議にはアメリカ軍も鎮圧に出動。「来なかったのは○○だけ」と言われた。

▶ヒント：アメリカ陸軍第1騎兵師団が撮影所を包囲した。

問 14

昭和23年、東京都豊島区の銀行に防疫班の腕章をつけた男性が訪れ、行員ら12人を青酸化合物で殺害した事件は？

問 15

戦後史の大きな謀略事件の一つ、国鉄総裁が出勤途中に失踪、翌日未明に轢死体（れきしたい）となって発見された事件は？

三鷹事件、松川事件と国鉄がらみの事件が続発。

問 16

占領時、台風には女性名が冠せられた。昭和25年に発生、暴風と大阪湾一帯に甚大な高潮被害を及ぼした台風は？

8	7	6	5
人間	東京ローズ	ミズーリ	昭和新山

問 17

昭和25年夏、学僧の放火で金閣寺が全焼。この事件を元に三島由紀夫は「金閣寺」を、水上勉は「○○○○○」を書いた。

▶ヒント：佐久間良子主演で映画化もされた。

問 18

占領後の日本に置かれた情報収集のための組織。機関を統括した情報将校の名にちなみ「○○○機関」と呼ばれた。

▶ヒント：戦後のさまざまな謀略事件に関与したとも。

問 19

GHQの占領が解除されて3日後のメーデーの日、皇居前広場で起きた市民と警察官との激突事件は？

問 20

戦後初の国内民間航空定期便、日本航空の旅客機が伊豆大島で墜落。この事故機マーチン2-0-2の愛称は？

9	10	11	12
平和主義	二・一	輪タク	パール判事

問 21

昭和28年の衆院予算委員会での質疑応答中、「○○○首相」がつぶやいた「バカヤロー」発言が原因で国会は解散へ。

問 22

朝鮮戦争で需要増の米軍用砲弾性能検査のための試射場に、石川県の「○○砂丘」が決まったため、反対運動が激化。

問 23

米軍が行った水爆実験により、遠洋マグロ漁船・第五福竜丸の無線長「○○○○○」らが放射性降下物「死の灰」を浴びた。

▶ヒント：被曝半年後に「死の灰の犠牲者」として死亡した。

問 24

昭和29年、台風15号が接近中の青函航路で、青森に向け函館から出航した連絡船「○○○」が4時間後に沈没した。

▶ヒント：犠牲者1155人、日本海難史上最大の惨事に。

13	14	15	16
軍艦	帝銀事件	下山事件	ジェーン台風

問 25

昭和30年から国が認定を開始した「人間○○」は、日本の演劇・音楽・工芸分野で優れた重要無形文化財保持者のこと。

▶ヒント：初認定は能楽の喜多六平太、陶芸の富本憲吉ら。

問 26

ジェット爆撃機の発着が目的の在日米軍立川飛行場（立川基地）拡張に反対して「○○闘争」が起こった。

▶ヒント：映画「爆音と大地」が山村聰主演で作られた。

問 27

標高8163メートルのヒマラヤの未踏峰「○○○○」に昭和31年、今西壽雄ら日本山岳隊が登頂に成功。

問 28

戦前は商船や海軍の特務艦、戦後は引揚船、灯台補給船などとして活躍の後、南極観測船に転用された船は？

20	19	18	17
もく星号	血のメーデー事件	キャノン	五番町夕霧楼

問 29

都電に代わる次世代交通機関の実験線として、昭和32年に上野動物園内300メートルで開業した懸垂式鉄道は？

▶ヒント：日本初は昭和3年の大阪交通電気博覧会会場内で運転。

問 30

「○○○○○○○」の愛称で知られた客車を使った寝台列車は、昭和31年に東京駅～博多駅間で運行を開始した。

問 31

一般公募名称のベスト3は「昭和塔」「日本塔」「平和塔」。東京・芝公園に建設された東京タワーの高さは「○○○」メートル。

問 32

昭和34年、皇太子の明仁親王と正田美智子さまが「テニスコートでの自由恋愛」により婚約、翌年にかけて「○○○○ブーム」が。

▶ヒント：ブームによりテレビが普及するなど経済効果も大きかった。

21	22	23	24
吉田茂	内灘	久保山愛吉	洞爺丸

問 33

アメリカのロングビーチで開催された第8回ミス・ユニバース世界大会でアジア・アフリカ系で初めて優勝した日本人は？

▶ヒント：俳優・宝田明と結婚するも離婚。2児の母。

問 34

室戸台風・枕崎台風とともに「昭和の3大台風」のひとつ。犠牲者5098人と中部地方中心に最大の被害をもたらした台風は？

問 35

鎌倉時代の古瀬戸の傑作として重要文化財に指定された焼物が、実は陶芸家・加藤唐九郎の現代作品だった「○○の壺事件」が話題に。

▶ヒント：加藤唐九郎は事件後、人間国宝の認定を解除された。

問 36

国宝第1号に指定された、京都・太秦にある「○○寺」の弥勒菩薩像の右手薬指約3センチが京大生のいたずらで破損。

25	26	27	28
国宝	砂川	マナスル	宗谷

問 37

東京・日比谷公会堂で開かれた3党首立会演説会で日本社会党の「○○○○○」委員長が17歳の右翼の少年に刺殺される。

問 38

戦後初の総選挙で当選した演歌師の石田一松が実質的タレント議員第1号だが、マスコミが初めてタレント議員と呼んだのは「○○あき」

▶ヒント：参院選全国区で116万票獲得のトップ当選。

問 39

昭和37年から翌年にかけて相次いだ、十数件におよぶ爆破・脅迫・狙撃事件で、犯人が名乗った名前は「○○○○」。

▶ヒント：島倉千代子事務所が爆破されるなどした。

問 40

東京都台東区の建築業者の息子が自宅近くの公園で誘拐され、初めて報道協定が結ばれた「○○ちゃん事件」が昭和38年に発生。

32	31	30	29
ミッチー	333	ブルートレイン	モノレール

問 41

昭和40年、日本初の商業用原子力発電所が茨城県の「○○村」で臨界に到達。翌年から32年間にわたって運転を続けた。

問 42

ダムの高さは日本一、アーチ型のダムとしては当時世界4位の貯水量を誇った、富山県立山町の山岳地帯にあるダムは?

▶ヒント:建設物語が三船敏郎、石原裕次郎主演で映画化もされた。

問 43

昭和39年、世界初の高速鉄道、東海道新幹線が東京駅〜新大阪駅間に開通。「のぞみ」が登場するまでの愛称は「ひかり」と「○○○」。

問 44

パリ・ルーブル美術館所蔵の彫像「○○○○○○○」が昭和39年に日本へ、国立西洋美術館で公開されると約83万人が鑑賞した。

▶ヒント:ルーブル美術館から国外へ出るのは初めてだった。

36	35	34	33
広隆	永仁	伊勢湾台風	児島明子

問 45

昭和40年、古代エジプト第18王朝のファラオ「○○○○○○○」のミイラやミイラに被せられていた黄金のマスクが日本で公開された。

▶ヒント：東京・京都・福岡で293万人が鑑賞。

問 46

税収不足を補うための「○○国債」が昭和41年に戦後初めて発行され、証券会社に客が殺到した。

問 47

「○○○機」の羽田沖墜落、カナダ航空機の羽田空港での炎上、英旅客機の富士山麓墜落など、昭和41年は大型航空機の事故が相次いだ。

問 48

明治時代から何度か計画されてきた、コンクリートながら外観は校倉造りの「○○劇場」が東京・三宅坂に開場した。

▶ヒント：1610席の大劇場と590席の小劇場からなる。

37	38	39	40
浅沼稲次郎	藤原	草加次郎	吉展

問 49

英国海外航空に次いで世界2番目の世界一周線を日本の「○○○○」がスタート。東回りと西回りでそれぞれ週2便を運航。

問 50

昭和42年の東京都知事選挙で、社会・共産両党が推す経済学者の「○○○○○」が当選。この後、革新自治体が大阪府などにも誕生。

問 51

明治時代に日本が領有。敗戦後、アメリカ政府の統治下に入っていた、東京の南方海上に点在する「○○○諸島」が日本に復帰。

▶ヒント：戦前は漁船の基地となるなど、水産業が盛んだった。

問 52

「日本人の心の精髄を、すぐれた感受性をもって表現するその叙述の巧みさ」で、「○○○○」がノーベル文学賞を受賞。

▶ヒント：日本人では初、アジア人ではタゴールに次いで2人目。

44 ミロのビーナス

43 こだま

42 黒部（黒四）ダム

41 東海

問 53

大量消費社会と車社会という時代の中で、白昼堂々、映画のように鮮やかに、白バイ警官に扮した男による「○○○事件」が発生した。

▶ヒント：従業員のボーナスを積んだ現金輸送車襲撃事件。

問 54

公取委の厳格な審査で難航していた八幡製鉄と富士製鉄の合併が成立、わが国初の1兆円企業「○○○○○」が誕生した。

問 55

学生運動が激化するなか、革マル派を除く反代々木系各派が東京・日比谷野外音楽堂に集結し「全国○○○」が結成された。

問 56

三島由紀夫が「○の会」のメンバー4人と陸上自衛隊市ケ谷駐屯地に乱入、総監室前のバルコニーで演説後、割腹自殺をはかった。

▶ヒント：「天皇陛下万歳」の声とともにバルコニーから室内へ。

45	46	47	48
ツタンカーメン	赤字	全日空	国立

問57

昭和45年、「人類の進歩と調和」をテーマに日本万国博覧会が大阪で開幕。会場中央には岡本太郎制作の「○○○○」が造られた。

問58

日本航空機「○○号」が富士山付近上空で武装した赤軍派にハイジャックされ、福岡・ソウル経由で目的地ピョンヤンに達した。

▶ヒント：運輸政務次官の山村新治郎が身代わりになって人質を解放。

問59

東京・淀橋浄水場の広大な跡地の一部に「○○○○○ホテル」が開業し、後に高層ビルが林立する「副都心」がこのとき誕生した。

▶ヒント：都庁の新宿移転とともに「副都心」から「新都心」へ。

問60

新東京国際空港を成田に建設するとの閣議決定後、北総台地周辺で激しい反対運動「○○○闘争」が展開された。

52	51	50	49
川端康成	小笠原	美濃部亮吉	日本航空

問 61

国内資金量6位と8位の銀行同士が合併し、総資産では富士銀行を抜いて国内1位、世界では12位の「〇〇〇〇銀行」が生まれた。

▶ヒント：後に富士銀行、日本興業銀行とも合併し「みずほ銀行」に。

問 62

軽井沢の山荘に押し入った連合赤軍のメンバー5人が管理人の妻を人質に立てこもった「〇〇〇〇事件」が昭和47年に発生。

問 63

太平洋戦争時、日米両軍の激しい地上戦の舞台となった沖縄が昭和47年に日本に復帰。初代県知事に「屋良〇〇」が就任した。

問 64

訪中した田中角栄首相が毛沢東主席らと会談を重ね、共同声明を発表し、日中間の国交が回復。中国政府から「〇〇〇」が贈られた。

▶ヒント：中国から贈られた「〇〇〇」を上野動物園で公開。

53	54	55	56
3億円	新日本製鉄	全共闘	楯

問 65

昭和48年、商船三井客船の「○○○○丸」が、日本客船としては初めて、横浜港から88日間の豪華な世界一周の船旅に出航した。

▶ヒント：1等船室80万円、2等は40万円だった。

問 66

熊本市の「○○デパート」で火災が発生。当時、改装中でスプリンクラーなどが作動せず、猛火につつまれた103人が焼死した。

問 67

来日中の元韓国大統領候補「○○○」が何者かに拉致される事件が発生。現場に残された指紋から韓国中央情報部の犯行と判明。

問 68

南シナ海の小島ルバング島の山中から、日本の敗戦を知らない元日本陸軍少尉の「○○○○○」さんが発見され、帰国。

▶ヒント：冒険家・鈴木紀夫の説得で姿を現した。

57	58	59	60
太陽の塔	よど	京王プラザ	三里塚

問69

レオナルド・ダ・ビンチの名作「○○○○」の日本公開が決定、「世紀の美女」は厳重な警戒の中で東京国立博物館に到着した。

問70

昭和49年、台風の影響で東京の「○○川」が決壊、濁流が狛江市の住宅地を襲い、民家19戸が流失した。

▶ヒント：家庭の崩壊を描いたドラマ「岸辺のアルバム」のモチーフ。

問71

昭和50年はロイヤル外交が盛んだった。天皇の訪米と、それに先立ってイギリスから「○○○○○女王」夫妻が来日。

問72

国鉄など3公社5現業の労組で作る公労協は、ストライキ権の回復を求めて史上最大規模の「○○○スト」を実施した。

▶ヒント：昭和50年11月26日から8日間に及んだ。

61 第一勧業

62 浅間山荘

63 朝苗

64 パンダ

問 73

日本赤軍がクアラルンプールのアメリカなどの大使館を占拠、拘置中の仲間の釈放を要求。日本政府は「○○○○措置」で要求に応じた。

問 74

田中角栄前首相が「○○○○○社」の依頼を受け、5億円を受け取り便宜をはかったという戦後最大の疑獄事件が起こる。

▶ヒント：新型機トライスターの日本への売り込み工作に加担した。

問 75

ソ連の最新鋭戦闘機「○○25」がレーダー網をかいくぐって函館空港に着陸。パイロットはアメリカへの亡命を求めた。

▶ヒント：機体は解体調査後にソ連に引き渡された。

問 76

昭和51年、冒険家の植村直己が1年4カ月かけて「○○○横断」。1万2千キロの単独犬ぞり行に成功する。

65	66	67	68
にっぽん	大洋	金大中	小野田寛郎

問 77

日中戦争の戦火の中で肉親と生き別れた「○○○○○○」の第1号として山崎嘉子さん一家が帰国、実母らに迎えられた。

問 78

電話ボックスに放置されていた毒物入りの清涼飲料水を飲んだ高校生が死亡。「青酸（毒入り）○○○事件」として話題になる。

▶ヒント：東京駅の地下街では毒入りチョコレート40個が見つかる。

問 79

昭和53年3月30日の成田空港開港を前にした26日、反対派が心臓部の「○○○」を占拠。開港は5月20日まで延期になった。

問 80

明治28年に日本初の市街電車として登場、「○○○○電車」として京都の人たちに親しまれてきた市電が昭和53年9月で廃止に。

▶ヒント：警笛代わりの音や、車内連絡音など様々な説がある。

72 スト権
71 エリザベス
70 多摩
69 モナリザ

問81

5回目の「○○○○○(先進国首脳会議)」を東京で初めて開催。カーター米大統領、サッチャー英首相ら7カ国の首脳が会談。

問82

戦後最大の入試改革と言われた、公立大学も含む国立大学の「○○○○学力試験」が昭和54年から実施された。

▶ヒント：5教科7科目でマークシート方式を導入した。

問83

銀座のガードレール脇で拾った風呂敷包みの中から1万円札の札束で「○○円」が見つかり、落とし主が見つからず大騒動に。

問84

千石イエスと称する中年男と若い女性たちが集団生活する異様な宗教集団「○○○○○○」がマスメディアの話題に。

▶ヒント：集団失踪・誘拐の容疑で司法当局も捜査に動く。

73	74	75	76
超法規的	ロッキード	ミグ	北極圏

問 85

「○○○○○解散」を受けた総選挙と参院選のダブル選挙を10日後に控え、大平正芳首相が急性心不全で急死。自民党は圧勝した。

▶ヒント：野党の思惑に反して内閣不信任案が可決し解散へ。

問 86

都内のホテル火災としては戦後最大の惨事となった「○○○○○○○○○○火災」。防火施設や設備の不備などで33人が死亡。

▶ヒント：横井英樹社長の営利優先経営が非難された人災だった。

問 87

中年男性のために考えた日本初の愛人紹介所「愛人○○○・○○○族」が大盛況となり、売春防止法違反で25歳の女性社長を逮捕。

問 88

昭和58年の北海道知事選で当選した横路孝弘の背景に「勝手に連帯する若者連合」、略して「○○○パワー」が大いに貢献した。

77	78	79	80
中国残留孤児	コーラ	管制塔	チンチン

問 89

社長が誘拐され、青酸ソーダ入り菓子がばらまかれるなどした、昭和59年のグリコ・森永事件。犯人は「○○○○○○」を名乗っていた。

▶ヒント：平成12年に公訴時効が成立、未解決事件に。

問 90

文化財保護を目的とした京都市の古都保存協力税実施に京都仏教界が「宗教行為に課税は違憲」と猛反発、「○○停止」などで抗議した。

▶ヒント：「○○停止」だけでなく、一時期「○○無料」にした寺院も。

問 91

羽田離陸後、操縦不能となり、迷走飛行を続けた日航ジャンボ機が群馬県「○○○尾根」に墜落。520人犠牲の史上最悪の航空機事故に。

問 92

昭和60年、日本国内の血友病患者2人が「○○○」で死亡と報道。後に問題化する非加熱製剤による「薬害○○○問題」の発端だった。

81	82	83	84
サミット	共通一次	1億	イエスの方舟

問 93

英王室のダイアナ妃は3度来日している。熱狂的な「ダイアナフィーバー」が起きたのは、「○○○○○皇太子」と来日した1回目だった。

問 94

昭和62年、JRが誕生。国鉄は、東日本、「○○」、西日本、北海道、四国、九州の6旅客会社と1貨物会社に分割・民営化された。

▶ヒント：JR○○は新幹線営業が利益を大きく支えた。

問 95

沖縄・嘉手納基地の周囲17・4キロを、2万5千人が手をつないで取り囲み、反戦の意思表示をした「○○の鎖」が行われた。

問 96

「○○○○創生」を旗印に昭和62年、竹下登自民党総裁が首相に就任。全国の市町村に○○○○創生資金1億円が配られた。

▶ヒント：金塊や純金カツオ、純金こけしなど、疑問の使いみちも。

88	87	86	85
勝手連	バンク・タぐれ	ホテルニュージャパン	ハプニング

問 97

昭和63年、北海道と本州を結ぶ青函トンネル、四国と本州をつなぐ「○○大橋」が開通。日本列島は北から南まで鉄路で結ばれた。

▶ヒント：10橋で構成。完成時、最長の南備讃○○大橋は1723メートル。

問 98

満潮時に水没、領土でなくなるという危機に直面していた日本最南端の島「○○○島」で、保全のための緊急対策工事を実施。

問 99

未公開株に政官財の要人が群がったバブル期の構造癒着を象徴した「○○○○○事件」が発生。竹下首相らが辞任に追い込まれた。

問 100

昭和天皇崩御の昭和64年1月7日、その日、新しい元号の平成が「○○○○官房長官」によって発表された。

92	91	90	89
エイズ	御巣鷹	拝観	かい人21面相

第三章

懐かしいあの歌、あの番組

テレビ／ラジオ番組・芸能 編

いまでも記憶に残るヒット番組に大スター。
あの時を思い出す、テレビ、ラジオ番組や
人気スターから100問を出題。

2章・57ページの解答

96	95	94	93
ふるさと	人間	東海	チャールズ

2章・58ページの解答

100	99	98	97
小渕恵三	リクルート	沖ノ鳥	瀬戸

問 1

昭和初期に「万歳」に代わる「しゃべくり漫才」を創案、六大学野球をテーマにした漫才「早慶戦」で知られたコンビは？

▶ヒント：背広姿や日常会話風の話の進め方は斬新だった。

問 2

戦前、「ダイナ」のヒットなどで一世を風靡（ふうび）、戦時中はカタカナの名前が批判されて、一時改名した歌手は？

▶ヒント：日本のジャズシンガーの先駆け。ちなみに改名した名前は三根耕一

問 3

「別れのブルース」など、ブルースをタイトルにした歌謡曲を多く発売、「ブルースの女王」と呼ばれた歌手は？

問 4

ＮＨＫラジオで放送された戦後初の音楽リクエスト番組、「○○音楽会」には、1日当たり5千通を超すリクエストが寄せられた。

解答は次の見開きの下にあります。

問 5

年末恒例「NHK○○○○○」の前身番組「紅白音楽試合」は、昭和20年の大みそかの夜10時20分から生放送された。

問 6

昭和9年開場の東京宝塚劇場は、戦後GHQに接収され「○○○○○○○劇場」と改称。日本人観客は立ち入り禁止に。

問 7

旬な話題をクイズにし、出演者が学識を披露し合い縦横無尽のトークを繰り広げた、日本の放送界初のクイズ番組は?

▶ヒント：解答者に徳川無声、サトウ・ハチローら。

問 8

アマチュアの歌好きが歌唱力を競い合う「のど自慢素人演芸会」で昭和24年から司会を担当したアナウンサーは?

▶ヒント：NHK退職後、参議院議員に当選。

解答は次の見開きの下にあります。

問 9

復員兵と戦災孤児たちが信州の山里で共同生活を送る様子を描いた連続ラジオドラマ「鐘の鳴る丘」の主題歌は？

▶ヒント：「緑の丘の赤い屋根……」の歌詞で大ヒット。

問 10

日曜夜の番組「日曜○○○」は、聴取者の投稿をもとに世相風刺や政治批判を繰り広げたが、過激になりすぎ、打ち切られた。

▶ヒント：常連投稿者の中には当時中学生の永六輔も。

問 11

戦後初のストリップ「○○ショー」は、モデルが動くと違法になるため、半裸の女性が名画のポーズだけをしてみせた。

▶ヒント：名画ということで舞台装置に○○を使った。

問 12

昭和21年からA級戦犯に対する東京裁判がラジオ中継され、昭和23年には「○○○○」への死刑判決も実況中継された。

1 エンタツ・アチャコ
2 ディック・ミネ
3 淡谷のり子
4 希望

問 13

昭和23年、横浜国際劇場公演に抜擢（ばってき）された美空ひばりは、舞台で歌手「○○○○○」の物まねをして喝采を浴びた。

問 14

「私は『○○○○○』の青木先生です」で始まる、昭和24年放送開始の長寿番組は、授業形式を採り入れていた。

▶ヒント：生徒が珍答を繰り出す「大喜利」の先駆け的番組。

問 15

山村の小学生を主人公に、敗戦直後の地方での生活を描いたラジオドラマ「○○物語」は、映画化もされた。

▶ヒント：少年の声「おらぁ、○○だ」でドラマは始まる。

問 16

南美江と北原文枝主演でラジオ東京（現TBSラジオ）から放送されたドラマは「○○○○○夫人と○○○○○夫人」。

8	7	6	5
宮田輝	話の泉	アーニーパイル	紅白歌合戦

問 17

作家の永井荷風も熱心に通っていたというストリップ劇場「浅草○○○○座」が昭和26年に開業した。

問 18

北村寿夫原作の活劇「新諸国物語」が昭和29年からNHKラジオで放送され、「白鳥の騎士」「○○○」などが映画化。

問 19

紅白に分かれ、体の動きだけで答えを当てるクイズ番組「○○○○○○」が昭和28年からNHKテレビで放送開始。

▶ヒント：紅白のキャプテンは水の江瀧子と柳家金語楼。

問 20

歌舞伎「与話情浮名横櫛（切られ与三郎）」のセリフを採り入れた歌謡曲「お富さん」が「○○○○」の歌でヒット。

▶ヒント：「別れの一本杉」「赤いランプの終列車」も歌う。

12	11	10	9
東条英機	額縁	娯楽版	とんがり帽子

問 21

「もう大変なんすから」「よしこさん」などのセリフで、テレビにお笑いブームを生んだ「爆笑王」の落語家は？

問 22

一般視聴者の特技や趣味などを4人の解答者が当てるテレビクイズ番組「○○○○」は高橋圭三の司会でおなじみに。

▶ヒント：「事実は小説より奇なり」の冒頭あいさつが流行語に。

問 23

一度滅んだ落語の演目「地獄八景亡者戯」などを、上方落語の「○○○」が文献や古老からの聴き取りで復活口演。

▶ヒント：○○○は人間国宝に認定された。

問 24

NHKのコメディードラマ「○○○○○○」は、あまから横丁を舞台に最初はラジオ、昭和31年からテレビ放送された。

▶ヒント：主演は三遊亭小金馬、一龍齋貞鳳、江戸家猫八。

13	14	15	16
笠置シヅ子	とんち教室	三太	チャッカリ　ウッカリ

問25

NHKの子供向け人形劇の原型となった帯番組「○○○○○○○○○○」は、当初は週1回の放送だった。

▶ヒント：果物や野菜を擬人化した人形が活躍した。

問26

「酒気帯び高座」「独演会欠席」などのエピソードで知られた「○○○○○○」が昭和32年、落語協会の会長に就任。

問27

カリブ海周辺で20世紀に生まれた音楽「○○○○」が浜村美智子の歌った「バナナ・ボート」で日本でもブームに。

問28

昭和32年から始まったNHKの料理番組「○○○○○○」は、その日の夕食の作り方を提供して主婦に大人気に。

▶ヒント：冨田勲の軽快なテーマ曲もおなじみ。

17	18	19	20
フランス	紅孔雀	ジェスチャー	春日八郎

問 29

ラジオ東京で放送された「○○○○○」は、北辰一刀流千葉道場の少年剣士の活躍を描いたドラマ。

▶ヒント：吉永小百合が千葉周作の娘さゆり役で声の出演。

問 30

NHKのホームドラマ「○○○○○」は、十朱幸代、岩下志麻、田中邦衛ら「若手俳優の登竜門」といわれた。

▶ヒント：連続テレビ小説の基礎を作った作品。

問 31

白人のカントリーと黒人のR&Bが融合して生まれた「○○○○○」、日本では平尾昌晃や山下敬二郎らが人気に。

問 32

覆面ヒーローが活躍する、川内康範原作の「○○○○」は、昭和33年からKRテレビ（現TBSテレビ）で放送された。

24	23	22	21
お笑い三人組	桂米朝	私の秘密	林家三平

問 33

昭和34年に創設、その年の最もすぐれた楽曲などに与えられる日本レコード大賞の第1回大賞受賞歌手は？

▶ヒント：第1回大賞受賞曲は「黒い花びら」。

問 34

昭和34年のフジテレビ開局当日から放送された「スター○○○」には、旬の芸能人やスポーツ選手たちが出演した。

問 35

昭和34年にNET（現テレビ朝日）で放送開始、日本にテレビ西部劇ブームをもたらしたカウボーイドラマは？

▶ヒント：若き日のクリント・イーストウッドが出演。

問 36

「○○○○」との恋愛が発覚、ふたりでアメリカへ逃れた石原裕次郎が帰国後空港で、芸能人初の記者会見を開く。

▶ヒント：芸能人の記者会見第2号もふたりの結婚会見だった。

25 チロリン村とくるみの木
26 古今亭志ん生
27 カリプソ
28 きょうの料理

問 37

双子の女性デュオ、ザ・ピーナッツを主役にすえた音楽バラエティー「〇〇〇〇〇〇〇〇〇」を日本テレビが放送。

問 38

TBSで放送された、警視庁捜査1課刑事たちの活躍を描いた「〇〇〇〇〇」、冒頭の男性ハミングが印象的だった。

問 39

上半身を右に傾ける中嶋弘子の冒頭挨拶が話題のNHK「〇〇〇〇〇〇〇〇」から「こんにちは赤ちゃん」が生まれた。

▶ヒント：「遠くへ行きたい」「帰ろかな」も。

問 40

総合病院の脳神経外科に勤務する青年医師の成長を描いた、TBS放送の「〇〇・〇〇〇〇」は高い評価を得た。

▶ヒント：ビンセント・エドワーズ主演、最高視聴率50・6％。

29 赤胴鈴之助
30 バス通り裏
31 ロカビリー
32 月光仮面

問 41

昭和37年、美空ひばりが「○○○」と結婚するも、2年後に未入籍のまま離婚。戸籍上ひばりは生涯独身だった。

問 42

大阪朝日放送制作の時代劇コメディー「○○○○○○○○」は藤田まことと白木みのるのコンビで笑わせた。

▶ヒント：「ちょーだい!!」の財津一郎ら共演者も人気に。

問 43

昭和38年スタートの、歴史劇主体のNHK大河ドラマ第1作は、大老・井伊直弼を主人公にした幕末もの「○○○○」。

問 44

手塚治虫の代表作とも言える漫画「○○○○○」のアニメ版が昭和38年からフジテレビ系列で放送をスタート。

▶ヒント：日本初の本格的な連続テレビアニメ。

33	34	35	36
水原弘	千一夜	ローハイド	北原三枝

問 45

大映との契約更改の条件に納得のいかない女優「○○○○○○」がフリー宣言。五社協定をたてに映画界から締め出される。

▶ヒント：映画界から去り、テレビや演劇の世界で活躍した。

問 46

NHKのアナウンサーが日本各地の原風景を訪ねる旅ドキュメント「○○○○○」が昭和38年から放送を開始。

問 47

政治家ドン・ガバチョや美人教師サンデー先生らが活躍する、NHKの代表的なミュージカル風人形冒険劇は？

▶ヒント：原作は井上ひさし、山元護久。人形劇はひとみ座が担当。

問 48

昭和36年に発売された坂本九の「上を向いて歩こう」が「○○○○」のタイトルで欧米で大ヒット。

37	38	39	40
シャボン玉ホリデー	七人の刑事	夢であいましょう	ベン・ケーシー

問 49

日本初の警備会社「日本警備保障」（現セコム）をモデルにした、市民を犯罪と事件から守るTBSのドラマは？

▶ヒント：最高視聴率40・5％。タイトルは和製英語だった。

問 50

昭和40年の来日で、エレキギターブームを起こした「ザ・○○○○○○」。日本ではビートルズに匹敵する人気だった。

問 51

最高視聴率56・4％、「心に残る朝ドラヒロイン」1位に輝いた樫山文枝主演のNHK連続テレビ小説第6作は？

▶ヒント：毎朝放送時間になると家庭の水道使用量が激減した。

問 52

日本の音楽界にフォークソング・ブームを生むきっかけとなった、マイク眞木の歌う、昭和41年発売のヒット曲は？

41 小林旭

42 てなもんや三度笠

43 花の生涯

44 鉄腕アトム

問 53

昭和41年、日本の伝統的格闘技の殿堂、東京の日本武道館で初めてロック・コンサートを行ったバンドは？

問 54

大阪万博のテーマソングとして、開幕3年前の昭和42年に三波春夫、坂本九、吉永小百合ほかが競って発売した歌は？

問 55

ブルージーンズのリーダーだった寺内タケシが、音楽記者から彼らの音楽ジャンルについて聞かれたときの答えは？

▶ヒント：ザ・タイガースやザ・テンプターズも同じジャンル。

問 56

昭和43年から4年間にわたってTBS系列で放送されたホームドラマ「肝っ玉かあさん」の主役に抜擢された女優は？

▶ヒント：割烹着姿が似合う女優として人気抜群だった。

48 スキヤキ

47 ひょっこりひょうたん島

46 新日本紀行

45 山本富士子

問 57

大橋巨泉と前田武彦が司会、ナンセンス・ショートコントを放送した日本テレビの「巨泉×前武○○○○○！」が大人気に。

▶ヒント：ハナ肇の「アッと驚く為五郎」はこの番組から。

問 58

「同じコントは2度とやらない」をモットーに、萩本欽一と坂上二郎のお笑いコンビ「○○○○○」人気が全国的に。

問 59

昭和45年、TBSで放送の銭湯を舞台にしたテレビドラマ「○○○○○」は、女湯シーンのヌードも話題に。

▶ヒント：このドラマから天地真理、浅田美代子も有名に。

問 60

演歌の星・藤圭子のシングル曲3枚目の「○○○○○○○○○○」が10週間連続オリコンランキングの1位に。

49 ザ・ガードマン

50 ベンチャーズ

51 おはなはん

52 バラが咲いた

問 61

創業慶応3年の東京・人形町にあった落語の定席「人形町○○」が昭和45年1月をもって閉場した。

問 62

日本テレビの視聴者参加型の歌手オーディション番組「スター誕生！」が昭和46年にスタート。番組デビュー1号歌手は？

▶ヒント：桜田淳子や山口百恵と「花の中3トリオ」を結成。

問 63

尾崎紀世彦の歌った「○○○○○○○」が昭和46年の日本レコード大賞と日本歌謡大賞の大賞をダブル受賞。

問 64

昭和46年、石ノ森章太郎を原作に起用した毎日放送制作「仮面ライダー」シリーズ第1作が「○○○」主演で放送開始。

▶ヒント：主演の○○○は収録中の事故で休業に。

53	54	55	56
ザ・ビートルズ	世界の国からこんにちは	グループ・サウンズ	京塚昌子

問 65

国立劇場小劇場に出演中の落語家「○○○」が噺を忘れ、「勉強し直してまいります」と言って高座を降りる。

▶ヒント：これ以後、高座にあがることはなかった。

問 66

音曲漫才「ぴんからトリオ」の自主制作レコード「○○○○」が有線放送を中心に大ヒット。420万枚を売り上げる。

問 67

よれよれのレインコートに安物の葉巻、「うちのかみさんが」が口癖の「○○○○○」が昭和47年から放送開始。

問 68

指揮者の小澤征爾が昭和48年、アメリカ5大オーケストラの一つ「○○○○交響楽団」の音楽監督に就任。

57 ゲバゲバ90分
58 コント55号
59 時間ですよ
60 圭子の夢は夜ひらく

問 69

フジテレビ制作の幼児・子ども向け番組「○○○○○○○○○○」が昭和48年から放送を開始。

▶ヒント：キャラクターのガチャピン、ムックが大人気に。

問 70

オープニングの言葉「ひと目会ったその日から」「恋の花咲くこともある」でおなじみ、関西テレビ制作の恋愛バラエティーは？

▶ヒント：ハート型の電光掲示板が恋愛成就の成否を表示。

問 71

「東洋の真珠」と謳われたプリマ「○○○○」がヴァルナ国際バレエコンクールで日本人初の金メダルを受賞。

問 72

コミックバンド「○○○○○○○」が昭和48年に発売したレコード「なみだの操」が250万枚の大ヒット。

64	63	62	61
藤岡弘	また逢う日まで	森昌子	末廣

問 73

昭和49年初演の宝塚歌劇団のミュージカル、池田理代子原作「○○○○○○○○」がその後、宝塚史上最高のヒット作に。

▶ヒント：原作は漫画。初演時の演出を手がけたのは俳優の長谷川一夫。

問 74

昭和50年、朝日放送で始まった「○○○○○○！」は、かぐや姫をめぐって男性参加者が攻防を繰り広げる恋愛バラエティー。

▶ヒント：司会を横山ノック、エバ、上岡龍太郎、和田アキ子が担当。

問 75

フジテレビ「欽ちゃんのドンとやってみよう！」以降、萩本欽一は各局で高視聴率を記録。「視聴率○○○○男」と呼ばれた。

問 76

吉田拓郎の「結婚しようよ」あたりから、日本のポピュラー音楽のジャンルの一つとして「○○○ミュージック」が登場。

68 ボストン
67 刑事コロンボ
66 女のみち
65 桂文楽

問 77

昭和51年からテレビ朝日系列で平日に放送されている黒柳徹子司会のトーク番組「徹子の部屋」の第1回ゲストは？

▶ヒント：「社長シリーズ」などでおなじみの国民的俳優。

問 78

フジテレビの子ども向け番組「ひらけ！ポンキッキ」で披露、子門真人が歌って500万枚以上を売り上げた童謡は？

問 79

昭和52年にテレビ朝日が8日間連続放送した、黒人奴隷の問題をストレートに描いたアレックス・ヘイリー原作のテレビドラマは？

▶ヒント：半年後に「あの感動をもう一度」と銘打って、再放送された。

問 80

5代目柳家小さんが会長の落語協会が行った真打大量昇進に、協会顧問の6代目三遊亭圓生が反発。脱退して「○○○○協会」を作った。

69	70	71	72
ひらけ！ポンキッキ	パンチDEデート	森下洋子	殿さまキングス

問 81

武田鉄矢が熱血教師に扮して、学園ドラマに新風を吹き込んだ「○○○○○○○○」が昭和54年からシリーズ化放送された。

▶ヒント：放送が毎週金曜日の8時だったことから、教師の名前に。

問 82

大正初期に結成、歌舞伎よりもリアルな立ち回り「剣劇」を創出したことで知られた「○○○」が昭和54年に倒産した

▶ヒント：島田正吾、辰巳柳太郎が活躍した時代に全盛期を迎えた。

問 83

22世紀からやってきた猫型ロボットが主人公のSF児童アニメ「ドラえもん」に登場する主人公の小学生の名は？

問 84

ロボットを「モビルスーツ」と呼んだ「機動戦士○○○○」は、「リアルロボット」もののパイオニア的なアニメとなった。

▶ヒント：登場するロボットのプラモデルは約4億5千個も売れた。

73	74	75	76
ベルサイユのばら	ラブアタック	100%	ニュー

問 85

自身のリサイタルで恋人の名を明らかにし、1年後の昭和55年秋、日本武道館でファイナルコンサートを開いたアイドル歌手は?

▶ヒント:ラスト舞台の最後にマイクをステージ中央に置いた。

問 86

昭和55年、関西テレビの「花王名人劇場」などが「○○ブーム」に火をつけ、「B&B」「紳助・竜介」「ツービート」がスターダムに。

▶ヒント:ボケが一方的にしゃべりまくるスタイルの話芸が定着した。

問 87

北海道の富良野を舞台に、雄大な大自然の中で暮らす一家の姿をつづった、倉本聰脚本の連続ドラマは?

▶ヒント:アメリカのホームドラマ「大草原の小さな家」がモデル。

問 88

昭和56年、東京・有楽町の日本劇場閉館にともない、昭和11年初公演の舞踊グループ「○○○○○○チーム」が解散。

▶ヒント:略称「NDT」、戦時中は「東宝舞踏隊」と名乗っていた。

80 落語三遊
79 ルーツ
78 およげ!たいやきくん
77 森繁久彌

問 89

ビートたけしの「タケちゃんマン」や明石家さんまの「ブラックデビル」などがコーナーの中で対決したフジテレビのバラエティーは？

▶ヒント：「8時だョ！全員集合」の裏番組としてスタート。

問 90

昭和57年にフジテレビ系列でスタート、平日の正午からタモリが司会を務めた番組は「森田一義アワー　○○○○○○！」。

問 91

劇団四季が昭和58年に日本初のミュージカル公演用の仮設劇場を東京・新宿に作って初演し、大きな話題となった公演は？

▶ヒント：「ライオン・キング」上演以前、国内公演数で最高記録を誇った。

問 92

アメリカや中国など、海外の70近い国と地域でも放送された、昭和58年放送の「世界で最もヒットした日本のテレビドラマ」は？

▶ヒント：NHKテレビ放送開始30周年を記念した連続テレビ小説。

81	82	83	84
3年B組金八先生	新国劇	野比のび太	ガンダム

問 93

福岡県久留米市で結成し、昭和58年に「ギザギザハートの子守唄」でデビュー、コンサートでペンライトの使用を禁止したグループは？

▶ヒント：リードボーカルは藤井郁弥（現藤井フミヤ）。

問 94

フジテレビの番組「夕やけニャンニャン」のアシスタントとしてデビュー。名前の前に必ず会員番号を名乗っていた女性グループは？

問 95

昭和60年から平日の夜、テレビ朝日系列で生放送していた報道番組「ニュースステーション」で司会を担当していたのは？

▶ヒント：この番組のために「おしゃれ」以外の番組すべてを降板。

問 96

交際中の専門学校に通う女性を傷つけられたビートたけしが、たけし軍団ら11人とともに雑誌「○○○○○」編集部を襲撃。

85	86	87	88
山口百恵	漫才	北の国から	日劇ダンシング

問97

昭和61年初演のスーパー歌舞伎「ヤマトタケル」は、主演の市川猿之助が舞台や客席の上を移動する演出「○○○」で話題を集めた。

▶ヒント：歌舞伎の演出の一つで、関西では「宙吊り」といった。

問98

昭和61年に女性アイドル「○○○○○」の自殺報道が流れた後で相次いだ、若者の自殺騒動を「ユッコ・シンドローム」と呼んだ。

問99

エンターテイナー「○○○○・○○○○○」の16カ月にわたる「バッド・ワールド・ツアー」が昭和62年、日本からスタートした。

▶ヒント：ダンス「ムーンウォーク」は彼の代名詞に。

問100

やなせたかしの絵本から生まれた、子供たちに大人気のアニメ「それいけ！○○○○○○」が昭和63年、日本テレビで放送を開始。

▶ヒント：最初のアニメ化は昭和54年、NHKでだった。

89	90	91	92
オレたちひょうきん族	笑っていいとも	キャッツ	おしん

第四章

銀幕に心躍らせたあのとき

日本映画／洋画 編

一人でどきどきしながら、家族で語り合いながら見た
あの懐かしの映画から、100問出題。
作品名や主演俳優・女優の名前を思い出せますか？

3章・83ページの解答

96	95	94	93
フライデー	久米宏	おニャン子クラブ	チェッカーズ

3章・84ページの解答

100	99	98	97
アンパンマン	マイケル・ジャクソン	岡田有希子	宙乗り

問1

無声映画全盛期には弁士が物語を説明していたが、トーキーが登場すると日本語字幕に変わった。その最初の作品が「○○○○」。

▶ヒント：ゲイリー・クーパーとマレーネ・ディートリヒが主演。

問2

日活映画の大スターといえば石原裕次郎。しかし、戦前の日活で裕次郎以上に観客を動員した時代劇スターは？

▶ヒント：「姓は丹下、名は左膳」の名セリフが受けた。

問3

松竹から東宝へ一方的に移籍し、「忘恩の徒」となじられ、暴漢に左頬を切られた、流し目が魅力のスターは？

問4

中国語が堪能だったため、戦前、満州国に作られた国策映画会社・満映で中国人としてデビューした日本人女優は？

解答は次の見開きの下にあります。

問 5

「ハワイ・マレー沖海戦」の真珠湾の特撮セットで注目され、戦後、特撮映画の第一人者となった「特撮の神様」と呼ばれた人は？

問 6

GHQの検閲を通った第1号映画「そよかぜ」の中で並木路子が歌っていた、明るく健康的な主題歌は？

問 7

「君の瞳に乾杯を！」の名セリフが有名。イングリッド・バーグマン、ハンフリー・ボガート主演の名作は？

▶ヒント：「俺たちの美しい友情の始まりだな」の名セリフも。

問 8

日本映画史に残る名シーンともされている、若いふたりのガラス越しのキスシーンが話題になった作品は？

▶ヒント：恋人たちを演じたのは岡田英次と久我美子。

解答は次の見開きの下にあります。

問 9

国産初の色彩（総天然色）映画で、主演の高峰秀子がストリッパーに扮した木下恵介の監督作品は？

問 10

敗戦で沈んでいた日本人の心を狂喜させたのが、黒澤明監督「羅生門」の「〇〇〇〇国際映画祭」でのグランプリ受賞だった。

問 11

近代映画協会で映画を作り続けた新藤兼人監督の第1回作品は、若い夫婦の純愛をつづった、自伝の映画化でもある「〇〇〇〇」。

▶ヒント：新藤作品でコンビを組む乙羽信子と、宇野重吉が共演。

問 12

アメリカの喜劇俳優ボブ・ホープ主演のミュージカルコメディー「腰抜け二挺拳銃」の劇中で歌われた歌は？

▶ヒント：英語のわからなかった日本人は「バッテンボー」と歌っていた。

4	3	2	1
李香蘭	長谷川一夫	大河内伝次郎	モロッコ

問 13

ウォルトディズニー最初の長編色彩漫画映画「○○○」は、昭和12年に製作されたが、日本公開は戦後の昭和25年だった

問 14

マーガレット・オブライエンと「○○○○○」。日米を代表する2人の名子役の共演で話題を集めた作品が「二人の瞳」。

問 15

思春期の恋を描いた「十代の性典」に主演した若手女優「○○○」と南田洋子は、公開後「性典女優」と呼ばれた。

▶ヒント：○○○○はその後、大映を代表する女優に。

問 16

菊池寛原作『袈裟の良人』を映画化した「○○門」は、大映最初の色彩映画で、カンヌ国際映画祭でグランプリを受賞した。

▶ヒント：アメリカのアカデミー賞でも外国語映画賞と色彩賞を受賞。

5	6	7	8
円谷英二	リンゴの唄	カサブランカ	また逢う日まで

問 17

放送中、女性用銭湯が空になったという伝説まで生まれた菊田一夫脚本の連続ラジオドラマの映画化作品は？

▶ヒント：アメリカ映画「哀愁」をヒントにしたすれ違い恋愛劇。

問 18

日本の家族制度の崩壊を描いて、世界の名画の一つに必ず選ばれる、「○○○○○監督」の代表作といえば「東京物語」。

問 19

瀬戸内海の小豆島の小学校を舞台に、新任の女性教師と小学1年生12人の交流を描いた名作は？

問 20

黒澤明監督作品「生きる」の劇中、胃がんを患った市の課長が公園のブランコでひとり口ずさんでいた歌の曲名は？

▶ヒント：課長に扮していたのは志村喬。

9 カルメン故郷に帰る

10 ベネチア

11 愛妻物語

12 ボタンとリボン

問 21

日本とイタリアの合作映画、ローマのチネチッタ撮影所で撮影された「蝶々夫人」でヒロインを演じた日本の女優は?。

問 22

特撮映画のヒーロー、ゴジラは多くの怪獣と戦ってきた。第2作「ゴジラの逆襲」に登場した最初の宿敵怪獣は?

▶ヒント：アンキロサウルスという恐竜がモデル。

問 23

「七人の侍」で、7人目の侍に選ばれた、三船敏郎が演じていた浪人風の男のなんともかわいい名前は?

問 24

中村錦之助の初主演作「笛吹童子」で、錦之助は東千代之介と兄弟の役を演じた。ふたりの役名は兄「○○」と弟「○○」。

13	14	15	16
白雪姫	美空ひばり	若尾文子	地獄

問 25

軍隊生活の内情を暴いた野間宏の小説『〇〇〇〇』を映画化したのは、自身も軍隊で私的制裁を受けた経験がある山本薩夫監督。

問 26

エリア・カザン監督「欲望という名の電車」で、情緒不安定で孤独な未亡人を名演していた女優は？

問 27

映画化完成後13年目にして初めて日本公開された、マーガレット・ミッチェル原作のベストセラー小説は？

▶ヒント：ヒロインの名はスカーレット・オハラ。

問 28

全編にアントン・カラスの哀感たっぷりのチター演奏が流れ、光と影を駆使した映像美も見どころだった名作は？

▶ヒント：オーソン・ウェルズのハリー・ライム役が秀逸。

17 君の名は

18 小津安二郎

19 二十四の瞳

20 ゴンドラの唄

問 29

無敵のヒーローではない、暴力におびえる保安官を主人公にすえ、上映時間と劇中の進行時間が同じだった西部劇の名作は？

▶ヒント：ゲイリー・クーパーとグレイス・ケリー主演。

問 30

落ちぶれた道化師に扮した喜劇王チャップリンが「ライムライト」の中で恋した、若く美しい女性の職業は？

問 31

マリリン・モンローが主演作「ナイアガラ」の劇中で披露した独特の歩き方「〇〇〇〇・〇〇〇〇」が話題を集めた。

問 32

ルネ・クレマン監督の名作「禁じられた遊び」のラスト、少女ポーレットが駅の構内で呼び続けた少年の名前は？

21 八千草薫

22 アンギラス

23 菊千代

24 萩丸　菊丸

問 33

西部の開拓地にふらりとやってきた流れ者「シェーン」に扮し、0・6秒の早撃ちガンマンを演じた俳優は？

問 34

音楽映画「グレン・ミラー物語」でアメリカのビッグバンドのリーダーを熱演した俳優は？

問 35

「ローマの休日」で某国の王女に扮したオードリー・ヘプバーンがジェラートを食べたローマの名所は「○○○○階段」。

問 36

フランス映画「恐怖の報酬」で、トラック運転手が山の上にある石油坑火災を消すために運んだ薬品は？

▶ヒント：振動を与えると爆発する危険も。

28 第三の男

27 風と共に去りぬ

26 ヴィヴィアン・リー

25 真空地帯

問 37

吉川英治の長編小説を溝口健二監督が映画化した「新・平家物語」で、主演の市川雷蔵が扮していた役柄は？

問 38

「売春防止法」が国会で話題になっていただけに、売春街での撮影を業者に拒まれた溝口健二監督の名作は「○○地帯」。

▶ヒント：溝口監督はこの撮影終了後に白血病で亡くなった。

問 39

上官によるしごきなど、軍隊生活のもようをコミカルに描いた、伴淳三郎、花菱アチャコの主演作は「○○○物語」。

問 40

伊藤左千夫の純愛小説の映画化。回想シーンをだえん形にぼかした枠の中に描いて話題となった作品は？

▶ヒント：ヒロインの「民さん」役に新人の有田紀子が起用された。

32	31	30	29
ミシェル	モンロー・ウォーク	バレリーナ	真昼の決闘

問 41

松竹がフランスの映画会社と合作で製作した悲恋映画「忘れ得ぬ慕情」の監督イブ・シャンピと結婚した日本人女優は？

問 42

風雪に耐えつつも生活する灯台守夫婦（佐田啓二、高峰秀子）の25年にわたる愛を描いた感動作は？

▶ヒント：「おいら岬の灯台守は……」の主題歌が大ヒット。

問 43

森繁久彌主演「夫婦善哉」は、ステージの中に大阪「○○寺」をそっくり再現した大がかりな撮影でも話題になった。

問 44

アイドル映画の元祖ともいわれる「ジャンケン娘」で共演した大人気の3人娘は、美空ひばり、江利チエミともう一人は？

33	34	35	36
アラン・ラッド	ジェームズ・スチュアート	スペイン	ニトログリセリン

問 45

池部良と山口淑子（李香蘭）が主演。東宝・香港の合作映画「白夫人の妖恋」は、中国の伝説「○○○」を映画化したもの。

▶ヒント：この伝説は後に東映でアニメ化された。

問 46

地熱の上昇で大怪鳥が誕生。怪獣「ゴジラ」の円谷英二が力量を発揮した特撮映画の新作は「空の大怪獣○○○」。

▶ヒント：ゴジラ、モスラとともに東宝の3大怪獣と呼ばれた。

問 47

富士山麓に巨大な城郭セットを築いて撮影した黒澤明監督の時代劇「蜘蛛巣城」の原作となったシェイクスピアの悲劇は？

問 48

長谷川町子の人気漫画の映画化「サザエさん」で、サザエさんを演じていたのは江利チエミ。夫マスオさんに扮した俳優は？

37	38	39	40
平清盛	赤線	二等兵	野菊の如き君なりき

問 49

ベネチア国際映画祭で「文明の発展に重要な芸術作品」に与えられるサン・ジョルジョ賞の第1回受賞作は？

▶ヒント：オウムを肩に乗せた水島上等兵の姿が印象的。

問 50

石原慎太郎の芥川賞受賞作「太陽の季節」に端役で出演、後に日活を支える大スターになった俳優は？

▶ヒント：初主演作も石原慎太郎原作の「狂った果実」。

問 51

天皇を実名で登場させたことで話題を集めた新東宝の「明治天皇と日露大戦争」で、その天皇役を熱演した名優は？

問 52

地方の小交響楽団の芸術運動を描いた実話を映画化した「ここに○○○」。日本楽壇の長老・山田耕筰が特別出演していた。

41	42	43	44
岸恵子	喜びも悲しみも幾歳月	法善	雪村いづみ

問 53

裁判中にもかかわらず未決囚の実話を映画化、基本的人権をわかりやすく紹介したと高い評価を受けた作品は「真昼の○○」。

▶ヒント：主演者の多くが無名の俳優だった。

問 54

石井桃子の原作の映画化「ノンちゃん雲に乗る」で、少女バイオリニストに扮し、「○○○○」が映画初主演した。

▶ヒント：オーストリア人の母はハプスブルク家の子孫のひとり。

問 55

超大型映画「これが○○○○だ」は、3台のカメラで同時撮影され、上映時には3台の映写機を使った。

▶ヒント：東京の帝国劇場と大阪のOS劇場で日本初公開された。

問 56

様々な小動物の生態や珍しい自然現象を捉えた、ウォルト・ディズニー最初の長編記録映画は「○○は生きている」。

48	47	46	45
小泉博	マクベス	ラドン	白蛇伝

問57

ボリショイ劇場でのバレエ公演を記録した映画「白鳥の湖」で、オデットとオディールの2役を演じていたバレリーナは？

▶ヒント：約40回来日した、20世紀最高のバレリーナ。

問58

キャサリン・ヘプバーン扮するアメリカの中年女性が旅行先のベネチアでイタリア男との恋に落ちる恋愛映画の名作は？

問59

学校での教師への暴行などが描かれていたため、PTAが映画「○○教室」の上映禁止を訴え、一部府県で実際に上映制限された。

▶ヒント：主題歌「ロック・アラウンド・ザ・クロック」も話題に。

問60

ジェームズ・ディーンの初主演作「○○○○○」が日本公開される日の4日前、ディーンは交通事故で亡くなっていた。

49	50	51	52
ビルマの竪琴	石原裕次郎	嵐寛寿郎	泉あり

問61

SF映画「禁断の惑星」に登場したロボットの名は「○○○」。「スター・ウォーズ」のR2-D2などはこのロボットの子孫かも。

問62

モンゴルを統一し、東ヨーロッパまで侵略した英雄の物語「征服者」でジンギスカンを演じていた俳優は？

▶ヒント：西部劇のヒーローといったら、まずこのスター。

問63

「オー、ジェルソミーナ……」と歌った主題歌がヒットした、ジュリエッタ・マシーナ主演のイタリア映画は？

問64

天下の副将軍・徳川光圀こと水戸黄門の活躍を描いた作品は映画化やテレビドラマ化されたが、映画で14回も演じた俳優は？

53	54	55	56
暗黒	鰐淵晴子	シネラマ	砂漠

問 65

映画「日本誕生」で、天岩戸に隠れた天照大神（原節子）を引きずり出す手力男命に扮していた角界の横綱は？

▶ヒント：「週刊少年マガジン」創刊号の表紙も飾っていた。

問 66

「青春残酷物語」の大島渚や、「ろくでなし」の吉田喜重、さらに篠田正浩監督たちの作品を「松竹○○○○○○」と呼んだ。

問 67

瀬戸内海の孤島で黙々と働く中年夫婦一家の暮らしぶりを描いた「○○○」が、モスクワ国際映画祭グランプリを受賞した。

▶ヒント：ほとんどセリフのない映画だった。主演は乙羽信子。

問 68

フランソワーズ・サガンのベスト・セラー小説「悲しみよこんにちは」で、女優「ジーン・○○○○」が17歳の娘に扮していた。

▶ヒント：ゴダール監督の「勝手にしやがれ」にも主演。

57 プリセツカヤ

58 旅情

59 暴力

60 エデンの東

問 69

25歳のルイ・マル監督によるサスペンス映画「死刑台のエレベーター」の音楽をジャズメン「○○○○・○○○○」が担当。

▶ヒント：「モダン・ジャズの帝王」とも呼ばれたトランペット奏者

問 70

ニューヨークで働くサラリーマンの哀歓を描いた「○○○○の鍵貸します」は、ビリー・ワイルダー監督の都会派喜劇。

▶ヒント：ジャック・レモンとシャーリー・マクレーン主演。

問 71

吉川英治の原作を映画化した中村錦之助主演「宮本武蔵」5部作で、女優「○○○○」が武蔵を慕うヒロインのお通に扮していた。

問 72

昭和25年に起きた金閣寺放火事件がヒントの三島由紀夫の小説「金閣寺」を市川雷蔵主演で映画化した作品が「○○」。

61 ロビー
62 ジョン・ウェイン
63 道
64 月形龍之介

問 73

貧困や北朝鮮への帰還運動などを描いた社会派映画「キューポラのある街」で吉永小百合が演じていたヒロインの名は？

問 74

三船敏郎主宰の三船プロ第一作「五十万人の遺産」に続いて、石原裕次郎の石原プロが制作した作品は？

▶ヒント：海洋冒険家・堀江謙一の手記の映画化。

問 75

「ウエスト・サイド物語」は、ニューヨーク下町の不良グループ「〇〇〇団」と「シャーク団」の抗争を描いたミュージカル。

問 76

南仏の田舎を舞台に少年たちが対戦、負けると服のボタンをすべて取られてしまう、ユーモアにあふれた作品は「〇〇〇〇戦争」。

▶ヒント：演技経験のない子役が大半を占めていた。

65	66	67	68
朝潮太郎	ヌーベルバーグ	裸の島	セバーグ

問 77

「ジェームズ・ボンド」映画シリーズの第一作、ショーン・コネリー主演作のタイトルは「007は○○○○○」。

問 78

制作会社が経営危機に陥り、「史上空前の失敗作」と皮肉られたエリザベス・テイラー主演、古代エジプトが舞台の映画は？

▶ヒント：テイラーの報酬は100万ドルから700万ドルに。

問 79

小説家・三島由紀夫が原作・制作・脚色・監督、そして主演までした「○○」は、ショッキングな切腹シーンで話題に。

▶ヒント：三島の死後、フィルムが焼却されたが、ネガは残っていた。

問 80

海外でのリメークが続く黒澤明監督作品だが、「用心棒」をイタリアでリメークしたマカロニ・ウエスタンは？

▶ヒント：主演はクリント・イーストウッド。

69	70	71	72
マイルス・デイビス	アパート	入江若葉	炎上

問 81

夫や妻を亡くしたふたりの恋の行方を描いたクロード・ルルーシュ監督の「○○○」は、フランシス・レイの音楽でも話題に。

問 82

東映任侠やくざシリーズの一つ「○○○博徒」は、女性賭博師お竜が殺された父の敵を討つために全国の賭場をさすらう物語。

▶ヒント：お竜役の藤純子の人気を高めたシリーズ作品。

問 83

川端康成の名作「○○○○○」はトップ青春女優の主演で繰り返し映画化された。最も新しい6人目の女優は山口百恵。

▶ヒント：戦後はその他に美空ひばり、鰐淵晴子、吉永小百合、内藤洋子。

問 84

「男はつらいよ」シリーズで、寅さんと結婚するかもしれないと噂された、浅丘ルリ子扮する歌姫の名前は？

▶ヒント：「寅次郎忘れな草」以来、最終作まで4作に登場していた。

73 ジュン

74 太平洋ひとりぼっち

75 ジェット

76 わんぱく

問 85

米雑誌「タイム」の大特集で話題になったアメリカ映画の動き「アメリカン・ニューシネマ」の第1回作品は？

▶ヒント：アーサー・ペン監督による実在の銀行強盗の物語。

問 86

高倉健扮する花田秀次郎の名セリフといえば、「昭和残侠伝」シリーズ7作目のサブタイトルにもなった「○○○○○○○」。

問 87

ポルノ路線に移行直前の日活で作られ、若者の熱狂的支持を得た「八月の○○○○」は、藤田敏八監督の反体制青春映画。

問 88

「愛とは決して後悔しないこと」の言葉で161日の記録的ロングランを記録した純愛映画は？

77 殺しの番号
78 クレオパトラ
79 憂国
80 荒野の用心棒

問 89

小松左京のベストセラー小説を映画化した「○○○○」が大ヒットしたため、特撮もの「ノストラダムスの大予言」も作られた。

問 90

ニューヨークの暗黒街のマフィア、コルレオーネ一家の盛衰を描いたコッポラ監督のギャング映画の大作は？

▶ヒント：公開後「マフィア」「ファミリー」といった言葉がはやった。

問 91

任侠やくざ路線にかげりが見え始めた東映は、実録路線に方向転換。その大ヒットシリーズとなった作品は？

▶ヒント：「トラック野郎」シリーズの菅原文太が主演。

問 92

ブルース・リー主演、驚異的な数の観客を動員して「カンフーブーム」を作った空手武勇伝映画の日本初公開作品は？

81 男と女

82 緋牡丹

83 伊豆の踊子

84 リリー

問 93

リンダ・ブレアが演じる少女に乗りうつった古代の悪霊と悪魔祓い師の死闘を描いたオカルト映画は「○○○○○○○」。

問 94

シルビア・クリステルが外交官夫人に扮した成人向け映画「○○○○○○○」は、高尚な映像美で女性客にもうけた。

問 95

平和な海水浴場に突如として現れた巨大人食いザメの恐怖を描いたスティーブン・スピルバーグ監督のパニック映画は？

問 96

出版との協同のＰＲなどで大ヒットした角川映画の第1作、探偵・金田一耕助の名推理が光るミステリー作品は？

▶ヒント：湖面から突き出た犠牲者の足が話題に。

85	86	87	88
俺たちに明日はない	死んで貰います	濡れた砂	ある愛の詩

問 97

深作欣二の時代劇初監督作品であり、「時代劇の東映」の復活第1作として「〇〇〇〇の陰謀」が話題を集めた。

▶ヒント：萬屋錦之介の風格あふれる熱演が見どころにも。

問 98

SF超大作ブームのきっかけを作った「スター・ウォーズ」で人気のロボット・コンビは「〇・〇〇〇」とR2・D2。

問 99

カンヌ国際映画祭でグランプリに輝いた「影武者」は、主役の武田信玄役が「〇〇〇〇」から仲代達矢へ交代したことでも話題に。

▶ヒント：「座頭市」や「兵隊やくざ」の名演でも知られる。

問 100

ヒロインがラストシーンで、機関銃を連射しながら「カイカン！」と叫んだ作品「セーラー服と機関銃」の主演女優は？

▶ヒント：角川映画「野生の証明」でデビュー、本作は3作目。

92	91	90	89
燃えよドラゴン	仁義なき戦い	ゴッドファーザー	日本沈没

第五章

あの大記録に興奮

オリンピック・スポーツ 編

声援を送った名選手、興奮した大記録。
昭和を彩ったスポーツ競技や選手から
100問を出題。

4章・109ページの解答

96	95	94	93
犬神家の一族	JAWS（ジョーズ）	エマニエル夫人	エクソシスト

4章・110ページの解答

100	99	98	97
薬師丸ひろ子	勝新太郎	C-3PO	柳生一族

問 1

昭和3年のアムステルダム五輪で、三段跳びの「○○○○」と平泳ぎの鶴田義行が日本人初の金メダルを手にした。

問 2

昭和7年のロサンゼルス五輪・陸上100メートルで東洋人初6位入賞の吉岡隆徳選手は「暁の○○○」と呼ばれた。

▶ヒント：その速さを鉄道の列車の呼称になぞらえられた。

問 3

昭和8年、全国中等学校優勝野球大会の準決勝第2試合、中京商対明石中で高校野球史上最長イニング「延長○回」を記録した。

問 4

日中戦争が始まった昭和12年、全国中等学校野球も戦時色へ。翌年、試合開始・終了を伝えるサイレンも「○○ラッパ」に。

▶ヒント：軍隊生活でも起床時などに使われた。

解答は次の見開きの下にあります。

問 5

昭和11年のベルリン五輪・女子200メートル平泳ぎで、「〇〇〇〇」が地元ドイツ選手と1秒差で金メダルを獲得。

▶ヒント：真夜中のラジオ実況中継に日本中が熱狂した。

問 6

プロ野球リーグが始まった昭和11年、後の巨人軍「〇〇〇〇投手」がプロ野球初のノーヒットノーランを達成した。

問 7

球児の聖地・甲子園球場の誕生は大正13年。昭和12年に東京に造られたプロ野球対戦用球場は「〇〇〇スタヂアム」。

▶ヒント：長らく巨人と日本ハムの本拠地として使用されたが、現在は存在しない。

問 8

昭和14年春場所4日目、前日まで勝ち進んできた横綱・双葉山の連勝記録が「〇〇〇〇」に敗れ、69連勝で途絶えた。

解答は次の見開きの下にあります。

問 9

昭和15年に東京で開催予定だったアジアで行われる初のオリンピックが「○○○○」の影響などで中止に。

▶ヒント：昭和12年の盧溝橋事件が発端だった。

問 10

昭和20年11月、戦後初の大相撲秋場所が晴天日だけの10日間、「○○○○○」を若干修復して開催された。

▶ヒント：○○○○○は昭和20年にGHQに接収される。

問 11

戦時中の国民錬成大会に変わる第1回「○○○○大会」が戦災を免れた京都を中心にした京阪神地区で行われた。

問 12

戦後初の東京優駿が東京競馬場で昭和22年に再開。昭和25年以降、副称「日本○○○○」のほうが一般的に。

1	2	3	4
織田幹雄	超特急	25	進軍

問 13

第2次世界大戦後初のオリンピックが「○○○○」で開催されたが、敗戦国ドイツや日本の参加は認められなかった。

問 14

終戦直後の人気プロ野球3選手は「青バット」の大下弘、「赤バット」の「○○○○」、「物干し竿」の藤村富美男。

問 15

昭和23年8月、「横浜○○○○○球場」の巨人対中日戦でプロ野球としては初のナイターが開催された。

▶ヒント：現在の横浜スタジアムとほぼ同位置にあった。

問 16

ロンドン五輪の翌年、昭和24年開催の全米水上選手権で「○○○○○」が1500メートル自由形で世界新記録。

▶ヒント：「フジヤマのトビウオ」の異名も。

8	7	6	5
安芸ノ海	後楽園	沢村栄治	前畑秀子

問 17

昭和24年に日本野球連盟が解散。プロ野球はセントラル・リーグとパシフィック・リーグに分裂。「○球団」から12球団に。

問 18

巨人の投手「○○○○」が昭和25年、青森球場での対西日本パイレーツ戦でプロ野球史上初の完全試合を達成した。

問 19

第1回プロ野球日本シリーズが昭和25年に大阪球場などで開かれた。対松竹ロビンス戦で優勝したのは「○○オリオンズ」。

▶ヒント：現在の千葉ロッテマリーンズ。

問 20

アジア版オリンピック、アジア競技大会がインドの提唱で開催へ。第1回は昭和26年、インドの「○○○○○」で実施された。

▶ヒント：○○○○○はこれまでに2回開催されている。

12	11	10	9
ダービー	国民体育	両国国技館	日中戦争

問 21

ボクシングの「○○○○」が昭和27年、世界フライ級選手権でダド・マリノを破り、日本人初の世界チャンピオンに。

問 22

昭和27年、大相撲秋場所から土俵屋根の四隅の柱が廃止され、「○○屋根」に。柱の代わりに4色の房が下げられている。

問 23

昭和28年1、3月場所で成績不振だった横綱「○○○○」が「大関の地位からやり直したい」と横綱返上を申請する。

▶ヒント：申請は却下。昭和30年に2連覇し復活した。

問 24

日本初のプロレスの国際試合が昭和29年、力道山・木村政彦組と「○○○○○○」の対戦で行われた。

16	15	14	13
古橋広之進	ゲーリッグ	川上哲治	ロンドン

問 25

競馬の健全な発展と馬の改良増殖、畜産の振興などに寄与するため、昭和29年「○○○○○○会」が発足。

▶ヒント：以前の略称はＮＣＫ、現在はＪＲＡ。

問 26

昭和29年、力道山対木村政彦によるプロレス試合は、遺恨試合の様相を呈し、「昭和の○○○」の決闘と呼ばれた。

▶ヒント：勝者の力道山が試合台本を無視、流血の試合に。

問 27

片や全勝や優勝を、片や昇進を阻まれる名勝負を繰り広げ、相撲界に戦後最初の黄金期をつくったのが「○○時代」。

問 28

コルティナダンペッツォ冬季五輪の回転で、日本の「○○○○」が三冠のトニー・ザイラーに次ぐ銀メダル獲得。

17	18	19	20
8	藤本英雄	毎日	ニューデリー

問 29

昭和31年に蔵前国技館で開催された第1回「世界○○選手権」で、夏井昇吉が優勝。女子の開催は昭和55年から。

▶ヒント：当時は無差別のみのトーナメント戦だった。

問 30

初の世界大学スポーツ選手権が昭和32年にパリで開幕。2年後から「○○○○○○○」と改称。

▶ヒント：「ユニバーシティ（大学）」が名称の由来の一つ。

問 31

昭和33年の新人王に輝いた巨人「○○○○」だが、プロデビュー戦では国鉄・金田正一に4打席連続三振を喫した。

▶ヒント：すべてがフルスイングによる三振。

問 32

沖縄の本土復帰前の昭和33年、戦後初の沖縄代表「○○高校」の球児が持ち帰った甲子園の土が検疫法にふれ海中へ。

21	22	23	24
白井義男	吊り	千代の山	シャープ兄弟

問 33

昭和33年の日本シリーズで「神様仏様○○様」の西鉄「〇〇〇〇」投手が活躍、巨人3連勝後に西鉄が4連勝し逆転優勝。

▶ヒント：○○投手は7試合中6戦に登板。4勝2敗だった。

問 34

大相撲は、昭和33年から現在の「年○場所制」に。1場所15日制が定着したのは昭和24年から。

問 35

プロ野球初の天覧試合で、巨人・長嶋茂雄が阪神の投手「○○○」からサヨナラ本塁打を放つ。

▶ヒント：4対4で迎えた9回裏、○○○がリリーフ登板。

問 36

ローマ五輪のマラソンで、裸足のランナー、エチオピアの裸足の英雄「○○○」が金メダル獲得。

25	26	27	28
日本中央競馬	巌流島	栃若	猪谷千春

問 37

ローマ五輪の体操男子で、「鬼に金棒、○○に鉄棒」と言われた「○○」選手が跳馬と鉄棒、団体総合で金メダル。

問 38

6年連続最下位だった大洋が昭和35年、日本一に。この卓越した監督の采配を「○○魔術（マジック）」と呼んだ。

▶ヒント：前年0勝の投手や低打率打線での快挙だった。

問 39

昭和36年夏の甲子園高校野球で優勝した浪商高校2年の投手「○○○○」が優勝後に中退しプロ入り。怪童と呼ばれた。

▶ヒント：東映フライヤーズに入団、最年少新人王に。

問 40

昭和36年秋場所の優勝決定戦を制した大鵬と対戦相手だった柏戸がそろって横綱に昇進。「○○時代」の幕開けに。

29	30	31	32
柔道	ユニバーシアード	長嶋茂雄	首里

問 41

ヨーロッパ遠征の女子バレーボールの日紡貝塚チームが22連勝で帰国。「○○○○○」と評判になる。

▶ヒント：大松博文監督の名言「俺についてこい！」が有名。

問 42

プロ野球・国鉄の投手「○○○○」が別所毅彦の記録を破る311勝の通算最多勝利を記録。

▶ヒント：昭和44年の引退までに400勝をあげる。

問 43

巨人の王貞治が昭和38年、「○○○打法」で初の打率3割、本塁打40本を記録、2年連続で本塁打王を獲得した。

問 44

日本における本格的自動車レース、第1回日本グランプリ自動車レース大会が三重県の「○○サーキット」で開催。

33 稲尾和久

34 6

35 村山実

36 アベベ

問45

昭和39年の東京五輪初日、国内4コースのリレーを経てきた聖火が、最終ランナー「○○○○」の手で聖火台に。

問46

東京五輪日本勢初の金メダリストは、大会前から本命と言われたウエートリフティング・フェザー級の「○○○○」。

問47

東京五輪女子体操の個人総合、ならびに種目別の平均台と跳馬で優勝したチェコの名花は「○○○○○○○」。

▶ヒント：プラハの春で「二千語宣言」に署名も。

問48

東京五輪で正式種目となった柔道の無差別級で神永昭夫がオランダの「○○○○○」に敗れる。

▶ヒント：軽量級、中量級、重量級は日本人が金メダル。

40	39	38	37
柏鵬	尾崎行雄	三原	小野喬

問 49

東京五輪の日本水泳陣は苦戦。活躍したのはアメリカで、男子400メートル自由形の「○○○○○○」が注目された。

問 50

大相撲での取り組みの公平感を増すために、系統別総当たり制から「○○別総当たり制」へ改革。

問 51

プロボクシング元世界フライ級チャンピオンの「○○○○○○○○○」がバンタム級チャンピオンに。日本人初の2階級制覇。

▶ヒント：「ラッシュ戦法」が功を奏し、判定勝ち。

問 52

昭和40年、実業団8チームによる日本サッカーリーグが発足。メキシコ五輪銅メダルの立役者「○○○○」が人気に。

▶ヒント：ヤンマーディーゼルサッカー部に所属。

44	43	42	41
鈴鹿	一本足	金田正一	東洋の魔女

問 53

プロ野球界におけるリリーフ専門投手の草分け的存在、巨人の宮田征典はその登板時刻から「○○○○○」と呼ばれた。

問 54

中央競馬で「○○○○」が史上初の5冠馬（皐月賞、日本ダービー、菊花賞、天皇賞、有馬記念）に。

▶ヒント：昭和40年の有馬記念を制して達成。

問 55

つり上がる一方の契約金に苦慮したプロ野球界は、スターの卵を安く公平に獲得するため「○○○○制」を導入。

▶ヒント：1期生は堀内恒夫、藤田平、鈴木啓示、長池徳二ら。

問 56

プロ野球・南海（現福岡ソフトバンクホークス）の捕手「○○○○」が昭和40年、戦後初の三冠王に輝く。

45 坂井義則

46 三宅義信

47 チャスラフスカ

48 ヘーシンク

問 57

昭和41年のボストンマラソンで、1位「○○○○」、2位佐々木、3位寺沢、4位岡部と日本選手が上位を独占。

▶ヒント：○○○○は3大会連続でオリンピックに出場。

問 58

東京五輪でのマラソンで銅メダルに輝いた自衛隊体育学校所属の「○○○○」選手が自殺。

問 59

初の外国人力士、ハワイ・マウイ島生まれの「○○○」が昭和43年初場所で新入幕を果たした。

▶ヒント：本名ジェシー・J・クハウルア。

問 60

横綱・大鵬の連勝が45でストップ。微妙なこの一番を機に、昭和44年、判定に「○○○導入」を決定。

49 ショランダー

50 部屋

51 ファイティング原田

52 釜本邦茂

問 61

昭和44年の甲子園高校野球夏の決勝・松山商対三沢高戦が延長18回引き分け再試合に。三沢の投手は「○○○○」。

問 62

賭博がからんだ球界の八百長疑惑「プロ野球○○○事件」で、コミッショナーが西鉄・永易将之投手を永久追放。

▶ヒント：翌昭和45年には西鉄の池永正明も永久追放（池永はのちに処分解除）。

問 63

昭和46年のプロ野球オールスター戦で阪神の投手「○○○」が9連続奪三振を記録。

問 64

ボウリングブームが最高潮に達した昭和46年、ボウリングの女王「○○○○」人気が沸騰。

▶ヒント：「さわやか○○さん」のCMも話題に。

56 野村克也
55 ドラフト
54 シンザン
53 8時半の男

問 65

昭和47年の札幌冬季五輪70メートル級ジャンプで、笠谷・金野・青地がメダルを独占。「○○○○○○」と呼ばれた。

問 66

札幌冬季五輪の女子フィギュアで、転倒があったものの3位入賞の「○○○○○・○○」は「銀盤の妖精」と呼ばれた。

▶ヒント：長野冬季五輪ではオリンピック親善大使に。

問 67

昭和48年からプロ野球のパ・リーグは、「○期・○期」各65試合ずつの2シーズン制へ移行した。

▶ヒント：○期・○期それぞれの優勝チームがプレーオフを実施した。

問 68

昭和48年、セ・リーグの巨人がプロ野球史上初の日本シリーズ9連覇「○○」を果たした。

57 君原健二

58 円谷幸吉

59 高見山

60 ビデオ

問 69

大相撲の大関「○○○」が横綱に昇進。大鵬の記録21歳3カ月を1カ月上回る最年少横綱の誕生だった。

問 70

昭和49年、巨人・長嶋茂雄選手が後楽園球場での引退セレモニーで「○○○○○○○○○」の名言を残す。

▶ヒント：「栄光の背番号3」の電光掲示板を背にして発言。

問 71

公営大井競馬出身の「怪物・○○○○○」が昭和49年の中山競馬場での有馬記念出走を最後に引退。

▶ヒント：獲得賞金が史上初めて2億円を超えた。

問 72

女子テニスの「○○○○」がウィンブルドン選手権 ダブルスでアメリカのアン・キヨムラと組んで日本女性初の優勝。

61	62	63	64
太田幸司	黒い霧	江夏豊	中山律子

問 73

「九州のハヤブサ」のニックネームがつけられた競輪の「○○○○」が昭和50年、久留米競輪場でデビュー。

▶ヒント：自転車の世界選手権で10連覇の偉業を達成。

問 74

昭和50年、プロ野球球団「○○」が創設26年にして、リーグ初優勝。3年連続最下位から一気に頂点へ。

▶ヒント：この年、長嶋巨人は球団創設後初の最下位。

問 75

モントリオール五輪・男子体操総合で塚原光男が「新○○○○○」を決めてソ連に逆転。五輪3大会連続金メダルに。

▶ヒント：「ムーンサルト」と呼ばれた技の改良版。

問 76

モントリオール五輪でルーマニアの女子体操の「白い妖精・○○○○」が10点満点を連発し話題を独占。

65	66	67	68
日の丸飛行隊	ジャネット・リン	前・後	V9

問 77

昭和51年、プロボクシングの「○○○○○」が世界ジュニアフライ級の王者に。引退までの5年間に13回防衛。

問 78

昭和52年の全日本柔道選手権で「○○○○」が19歳11カ月の最年少優勝。○○時代の到来と話題に。

▶ヒント：モスクワ五輪不参加で涙をのんだひとり。

問 79

全米女子プロゴルフ選手権で女性プレイヤーの「○○○○」が東洋人で初めてゴルフの世界メジャー大会を制した。

▶ヒント：プロゴルフ界の女王。愛称は「チャコ」。

問 80

プロ野球・巨人の王貞治がハンク・アーロンの記録を破る通算756本塁打を記録。最初の「○○○○○」受賞者に。

▶ヒント：○○○○○は長谷川一夫、美空ひばりらも受賞。

69	70	71	72
北の湖	巨人軍は永久に不滅です	ハイセイコー	沢松和子

問 81

プロ野球「クラウンライター・ライオンズ」を国土計画の堤義明社長が買収。名称を「〇〇〇〇〇〇〇」に。

▶ヒント：本拠地を福岡から埼玉・所沢に移転。

問 82

ロンドン郊外で行われた、昭和53年のゴルフの世界マッチプレー選手権で「〇〇〇」が日本男子で初の海外優勝。

問 83

プロ野球の巨人が野球協約の死角（「〇〇の〇〇」）をつき、江川卓投手と電撃的に選手契約を結ぶ。社会問題化。

▶ヒント：「ドラフト会議前日は自由の身分」と巨人が解釈。

問 84

昭和54年夏の甲子園で、大阪・浪商の香川伸行捕手が92キロの巨体から漫画の主人公「〇〇〇〇」の愛称で人気に。

76	75	74	73
コマネチ	月面宙返り	広島	中野浩一

問 85

昭和54年、国際陸連初公認の第1回「東京〇〇〇〇マラソン」を都内のコースで開催。42歳のママさん選手が優勝。

問 86

モスクワ五輪が開幕。ソ連の「〇〇〇〇〇〇侵攻」に抗議して、日本はアメリカ、西独、中国などとボイコット。

▶ヒント：社会主義国で開く初の五輪だった。

問 87

プロ野球・ロッテの「〇〇〇」選手が阪急の山口投手から本塁打を打ち、通算3000本安打の大記録を達成。

▶ヒント：記録を3085本まで伸ばし、翌昭和56年に引退。

問 88

昭和56年、大相撲の大関「〇〇〇〇〇」が横綱に昇進。この年、大関、横綱とダブル昇進で「ウルフ・フィーバー」に。

77	78	79	80
具志堅用高	山下泰裕	樋口久子	国民栄誉賞

問 89

昭和57年、日本人の加藤保男が史上初の「○○○○○」冬季単独登頂に成功。下山中に消息を絶つ。

▶ヒント：初の○○○○○3シーズン登頂にも成功している。

問 90

昭和58年のスピードスケートの世界スプリント選手権で「○○○」選手が日本人初の総合優勝。

問 91

プロスキーヤー「○○○○○」が南極大陸最高峰ビンソン・マシフ（5140メートル）から約20キロの大滑降に成功。

問 92

昭和59年、プロ野球・阪急の「○○○」外野手が大阪球場の対南海戦で前人未到の通算1000盗塁を達成した。

▶ヒント：大リーグ記録を超えた際、国民栄誉賞を打診されたが固辞している。

84	83	82	81
ドカベン	空白の一日	青木功	西武ライオンズ

問 93

昭和60年、それまで7回のリーグ優勝を果たしながらプロ野球日本一はゼロだった「○○」が初の日本一に。

問 94

日本プロ野球選手会が昭和60年、労働組合の資格を取得。初代会長に巨人の「○○○」が就任した。

▶ヒント：現役時代、「絶好調！」のフレーズで人気を集めた。

問 95

PL学園高校の「○○コンビ」がそろってプロへ。桑田真澄投手は巨人へ、清原和博選手は西武に入団。

▶ヒント：清原選手も巨人入りを熱望していた。

問 96

昭和61年、プロ野球・ロッテの落合博満選手と阪神の「○○○・○○○」選手がそろって2年連続三冠王に輝く。

▶ヒント：阪神日本一に貢献し「史上最高の助っ人」とも。

85	86	87	88
国際女子	アフガニスタン	張本勲	千代の富士

問 97

昭和62年の大相撲夏場所後、「黒船来襲」と恐れられたハワイ出身の「○○」が外国出身力士では初の大関に昇進した。

▶ヒント：「黒船来襲」のほかに「○○旋風」とも言われた。

問 98

プロ野球・広島の「○○○○」選手がルー・ゲーリックの記録を抜く2131試合連続出場を達成。

▶ヒント：「鉄人」の愛称で多くの野球ファンに愛された。

問 99

昭和63年、プロ野球・巨人の本拠地となる日本初の屋根付き球場・東京ドームが落成。愛称として「○○○○○○」とも呼ばれた。

問 100

ソウル五輪・陸上100メートルに優勝した「○○・○○○○○」がドーピング発覚で金メダルをはく奪される。

92	91	90	89
福本豊	三浦雄一郎	黒岩彰	エベレスト

第六章

あの頃、身の回りにあったこと

身近な生活 編

生活がどんどん変わっていった昭和時代。
身近な出来事から
52題を出題しました。

5章・135ページの解答

96	95	94	93
ランディ・バース	KK	中畑清	阪神

5章・136ページの解答

100	99	98	97
ベン・ジョンソン	ビッグエッグ	衣笠祥雄	小錦

問1

昭和2年、日本初の地下鉄が「浅草〜○○」間に開通。当初は浅草〜高輪間だったが、関東大震災の影響で変更に。

問2

大阪・梅田に日本初のターミナルデパート「○○百貨店」がオープン。地上8階、地下2階の大型商業施設だった。

▶ヒント：○○電車の乗降客アップを狙った創業者、小林一三のアイデア。

問3

警視庁は交通専務巡査に関わるオートバイの数を倍以上の32台に増車。これを機に車体の色を変更。「○バイ」から白バイに。

▶ヒント：夜間でも周りから見やすいようにするための変更。

問4

戦前、「○○○追放」を呼びかける大日本義勇軍「粛清隊」が街道に繰り出し、自粛を求めるビラを手渡して歩いた。

▶ヒント：肩身の狭い思いをしたのは、天然○○○の人たちだった。

解答は次の見開きの下にあります。

問 5

GHQの占領下、文部省は軍国主義色の強い記述を教科書から削除することを通達。その結果、使われたのが「○○○教科書」。

問 6

昭和22年、教育基本法が制定され6・3制の義務教育がスタート。腹を空かせた子どもたちに喜ばれたのが「学校○○」だった。

▶ヒント：牛乳はまだなく、まずい脱脂粉乳を飲んでいた。

問 7

庶民の暮らしをより良いものにと、花森安治編集長が創刊した雑誌は「○○○○」。当初、誌名は「美しい○○○○」だった。

▶ヒント：この雑誌の有名な企画は「商品テスト」。

問 8

飢え死にだけはしたくない。でも、食料はない。そんな庶民が敗戦後、食べ物を求めて集まった青空マーケットは？

▶ヒント：第1号は、東京・新宿に開設された。

解答は次の見開きの下にあります。

問 9

お年玉つき年賀はがきが最初に発行されたのは昭和24年。初回の賞品は特等が「○○○」、1等が純毛洋服生地だった。

▶ヒント：特等と1等があれば、衣食住の「衣」を自作できた。

問 10

戦後日本の厳しい食糧事情や生活環境を救済するため、「○○物資」がアメリカから送られた。

▶ヒント：食料品が最も多く、衣料品や医薬品などもあった。

問 11

日本初のスーパーマーケット「○○○○」が、昭和28年に東京・青山に登場。元は明治創業の青果店だった。

問 12

昭和28年にNHKや日本テレビが本放送をスタート。でもテレビ受像機があまりに高いため、庶民は「○○テレビ」に群がった。

1 上野
2 阪急
3 赤
4 パーマ

問 13

第1次「○○○○○○世代」の出現により、昭和29年以降の小学校は、1クラス60人以上のすし詰め状態で授業を受けた。

▶ヒント：この世代は、「ニューファミリー」「団塊の世代」と呼ばれた。

問 14

戦時中に量産された覚せい剤「○○○○」が敗戦で市場に流出。依存症患者の大量発生で社会問題化した。

問 15

大量仕入れによる安売りを武器にした、大型スーパーマーケットチェーン「○○○○」1号店が大阪・千林駅前にオープン。

▶ヒント：のちにプロ野球球団を持つほど拡大したが、現在はイオングループの一員に。

問 16

昭和33年、東京の帝国ホテルに取り放題、食べ放題の、日本初の「○○○○○」レストランがオープンした。

▶ヒント：近くで上映中のカーク・ダグラス主演映画をヒントに命名。

8	7	6	5
闇市	暮しの手帖	給食	墨塗り

問 17

小学校の通学路に立って児童の通学の安全確保にあたる学童擁護員のうち、女性をとくに「○○○○○○」と呼んだ。

問 18

修学旅行専用列車は昭和24年に設定された。専用電車「○○○」の初登場は昭和34年。往路（下り）昼行。復路夜行だった。

▶ヒント：関西地区では「きぼう」が活躍した。

問 19

大衆向けたばこの代表的な銘柄「○○○○○」が昭和35年に登場。日本初のロングサイズ（8センチ）、フィルター付きだった。

▶ヒント：コバルトブルーの地に白い文字のパッケージが印象的。

問 20

垂れ流しの排煙や排ガスが人々の健康をむしばみ始めた昭和37年、「○○○○」という言葉が初めて紹介された。

9 ミシン

10 ララ

11 紀ノ国屋

12 街頭

問 21

蓋を開け、生ごみをそのまま捨てるコンクリート製ごみ箱の悪臭・不潔対策として、昭和37年から「○○○○○」が導入された。

問 22

現存する「歩道橋」の中で最も古いものは、昭和38年に関西の中心駅、国鉄「○○駅前」に出来た大型歩道橋。

▶ヒント：現存しないが、昭和34年設置の愛知県清須市のものが最古。

問 23

ザ・ドリフターズなど、お笑い芸人がネタにもした温泉のCMソングは「伊東に行くなら○○○、電話は4126」。

問 24

前年の昭和39年に日本人の海外渡航制限が解除されたため、日本初の海外パッケージツアー「○○○パック」が発売された。

▶ヒント：発売当初に配布されたトラベルバッグがステータスに。

13	14	15	16
ベビーブーム	ヒロポン	ダイエー	バイキング

問25

国鉄（現ＪＲ）の特急券や寝台・座席指定券など指定券類専用発売窓口「〇〇〇〇〇〇」が東京駅など152カ所に設置された。

▶ヒント：航空券やレンタカー券、旅行プランなども扱っている。

問26

昭和40年夏、東京・練馬の豊島園に世界初の「流れる〇〇〇」がお目見えした。幅8メートル、一周350メートル。

問27

新しい国民の祝日「〇〇の日」が昭和41年に制定された。当初は9月15日だったが、現在は9月の第3月曜日に。

問28

昭和44年に回転式ダイヤル電話機に代わって発売された押しボタン式電話機の製品名は？

▶ヒント：この電話機を利用することで短縮ダイヤルなどが可能に。

20 スモッグ
19 ハイライト
18 ひので
17 緑のおばさん

問 29

大手メーカーの高額化粧品と品質に大差なしという評価を得て、価格100円の「〇〇〇化粧品」がブームに。

問 30

昭和44年、千葉県の松戸市役所に設けられたのが、市民の要望に即座に応える「〇〇〇〇課」。

▶ヒント：この課は全国に波及。青森県三沢市は「まちづくり対策室」。

問 31

東京の銀座、浅草、新宿、池袋の目抜き通りから車を締め出し、通行人に開放する「〇〇〇〇〇」が昭和45年に実施された。

問 32

昭和46年、東京西南部の丘陵地帯に造成された日本最大のマンモス実験都市「多摩〇〇〇〇〇〇」への最初の入居が始まる。

▶ヒント：その後、近畿圏の千里や中部圏の桃花台にもできた。

21 ポリバケツ

22 大阪

23 ハトヤ

24 ジャル

問 33

昭和47年、三菱銀行（現三菱東京ＵＦＪ銀行）は普通預金の引き出しが出来る「○○○○○カード」を導入。各行に拡大した。

問 34

普通自動車の運転免許証を取得後1年以内の運転者に掲示が義務付けられている初心運転者標識の通称は「○○マーク」。

▶ヒント：「初心者マーク」と呼ばれることも。

問 35

昭和48年、国鉄（現ＪＲ）中央線の電化完成で全国初、カーブでも速度を落とさずに通過できる電車は？

問 36

第4次中東戦争による「○○○○○○○」で、庶民はスーパーのトイレットペーパーや砂糖を山のように買いあさった。

▶ヒント：石油がこなくなる不安から日本国内はパニックに。

25 みどりの窓口

26 プール

27 敬老

28 プッシュホン

問 37

昭和50年に登場した、燃料補充の手間がいらない、使い捨てできる安価な100円ライターの名前は？

▶ヒント：メーテルリンクの童話「青い鳥」の兄妹の名前から命名。

問 38

昭和51年1月、鹿児島市で「○○さんちの五つ子ちゃん」が生まれた。名前は福太郎、寿子、洋平、妙子、智子。

▶ヒント：父親はＮＨＫの記者。当時は情報公開にも協力的だった。

問 39

昭和52年に発売開始。原稿作成から印刷まで、すべてが1台で出来る、年賀状作製に重宝な家庭用印刷機は？

問 40

文部省は、それまでの「詰め込み教育」から「○○○教育」へ、昭和53年に学習指導要領を変更。

32 ニュータウン
31 歩行者天国
30 すぐやる
29 ちふれ

問41

昭和53年の夏は猛暑だったせいか、肩や背中を大きく露出させた「○○○トップ」が女性たちの間で大流行した。

▶ヒント：肩ひものないベアトップも同時に流行した。

問42

世界初の体外受精児「○○○ベビー」がイギリスの病院で誕生。日本では「医の倫理」をめぐって論議に。

問43

イラン革命によるオイルショックが日本にも再来。冷房の設定温度を下げたため、「○○○ルック」が話題になった。

▶ヒント：袖を短くした背広など大臣たちのファッションも話題に。

問44

富士通から日本語ワープロ「OASYS100」が発売。「○○シフト」キーボードの採用で日本語入力が容易に。

36 オイルショック

35 振り子電車

34 若葉

33 キャッシュ

問 45

戦後すぐに日常的に使う漢字として当用漢字が指定されたが、昭和56年に新たに決められた1945字の漢字は？

▶ヒント：現在は、改定○○○○2136字となっている。

問 46

昭和57年、老朽化のために解体された、戦後の漫画界の担い手たちが若い頃に住んでいたアパートの名前は？

▶ヒント：手塚治虫、赤塚不二夫、石ノ森章太郎、藤子不二雄らが生活。

問 47

昭和57年、学校給食の充実を訴える全国学校栄養士協議会が「一斉○○○給食」を実施。子どもたちにはメニュー一番人気に。

問 48

家庭用ゲーム機「ファミリーコンピュータ」と同時に、昭和58年に任天堂から発売されたゴリラが主人公のソフトは？

▶ヒント：大ヒットした「スーパーマリオブラザーズ」は2年後の発売。

37 チルチルミチル
38 山下
39 プリントゴッコ
40 ゆとり

問 49

昭和60年、JR各社で使える磁気式プリペイドカード「○○○○カード」が関東圏で発売、その後全国へ。

問 50

カラーフィルムに、レンズとシャッター、巻き上げ機構をつけて、昭和61年に発売された使い切りカメラは？

問 51

昭和62年以降に生産された車すべてに、例外なく「3点式○○○○○○」の設置が義務付けられた。

▶ヒント：それまで、オープンカーなどは「2点式」でもOKだった。

問 52

テレビ番組の収録現場に、乳児を連れて来た歌手・タレントに批判が巻き起こり、「○○○○論争」に発展。

▶ヒント：林真理子、中野翠らが「プロとして甘えている」などと批判。

41	42	43	44
タンク	試験管	省エネ	親指

第七章

話題になった異国の色々

海外のできごと 編

動乱の昭和時代を表現する
海外の事件や出来事から
52問出題。

6章・149ページの解答

48	47	46	45
ドンキーコング	カレー	トキワ荘	常用漢字

6章・150ページの解答

52	51	50	49
アグネス	シートベルト	写ルンです	オレンジ

問 1

昭和2年、世界で初めてニューヨークからパリまで大西洋横断単独飛行に成功したアメリカ人パイロットは?

▶ヒント:操縦の愛機は、「スピリット・オブ・セントルイス号」。

問 2

マフィアが暗躍した禁酒法時代のアメリカで、シカゴ・ギャングのアル・カポネに対抗したアメリカ政府の捜査官は?

▶ヒント:ドラマや映画になった「アンタッチャブル」の主人公

問 3

アメリカ・ニューメキシコ州のロスアラモスにあった原子力研究所で、原爆製造計画のための「○○○○○○計画」が進められた。

問 4

1946(昭和21)年、前英国首相チャーチルは冷戦による東西両陣営の緊張状態を表して「鉄の○○○○」と言った。

▶ヒント:「ベルリンの壁」は具体的構造物だが、これは冷戦のたとえ。

解答は次の見開きの下にあります。

問 5

アメリカはマーシャル諸島の「○○○環礁」に複数の艦船を配置して、公開の核実験を実施。周辺は生物死滅の危機に。

問 6

1950（昭和25）年から3年間にわたった朝鮮戦争の休戦協定が結ばれた場所が、軍事境界線上にある「○○○」。

▶ヒント：北緯38度線上にある、朝鮮半島の南北分断を象徴する場所。

問 7

連合国軍最高司令官ダグラス・マッカーサーが議会の退任演説で残した名言は「○○○○○○、ただ消え去るのみ」。

問 8

世界最高峰エベレストにイギリス隊の「エドモンド・○○○○」とシェルパのテンジン・ノルゲイが世界初登頂に成功。

▶ヒント：エドモンド・○○○○はニュージーランド出身の登山家。

解答は次の見開きの下にあります。

問 9

連続潜航30日間が可能な、1954（昭和29）年に進水したアメリカ海軍の世界最初の原子力潜水艦は？

▶ヒント：進水4年後に北極点を潜航したまま初通過。

問 10

アメリカとの関係悪化から、1956（昭和31）年にスエズ運河の国有化を宣言したのは、エジプトの「○○○大統領」。

▶ヒント：宣言後、英・仏・イスラエル軍が出兵しスエズ動乱に発展した。

問 11

モナコ大公のレーニエ3世と結婚した、気品あふれる「クール・ビューティー」で人気のハリウッド女優は？

問 12

ソ連の人工衛星スプートニク2号に乗せられ、地球軌道を周回した最初の動物、雌犬の名前は？

1 リンドバーグ
2 エリオット・ネス
3 マンハッタン
4 カーテン

問13

国際地球観測年に合わせて1957（昭和32）年、ソ連が打ち上げに成功した世界初の人工衛星の名は？

▶ヒント：米ソの宇宙開発競争のきっかけとなった出来事。

問14

世界初の有人宇宙飛行士、ソ連のガーリンの言葉は「地球は青かった」。では、女性初テレシコワの言葉は？

▶ヒント：単独で地球を48周、70時間50分にわたって周回した。

問15

アルゼンチン生まれの革命家「○○・○○○」が、キューバ革命時にはゲリラ指導者として戦闘に従事した。

問16

ソ連製の中距離弾道ミサイルがキューバに配備されたことで、世界は全面核戦争の危機に。その時の米大統領は？

5	6	7	8
ビキニ	板門店	老兵は死なず	ヒラリー

問 17

1960（昭和35）年、ソ連領土内に侵入し、撃墜されたアメリカの軍用機はロッキード「○○」偵察機。

▶ヒント：この事件でパリ・サミットが崩壊し、米ソ首脳会談も中止に。

問 18

1960（昭和35）年、ブラジルは首都をそれまでのリオデジャネイロから内陸部の「○○○○○」に移転した。

問 19

イラン、イラクなど5カ国が石油産出国の利益を守るために結成した、アルファベット4文字であらわされる組織は？

問 20

1962（昭和37）年、自宅の寝室で全裸のまま亡くなっていた36歳のセックス・シンボル、そのハリウッド女優は？

▶ヒント：昭和29年に夫のジョー・ディマジオと来日したことがある。

12	11	10	9
ライカ	グレイス・ケリー	ナセル	ノーチラス

問 21

遊説先のアメリカ・テキサス州で、市内パレード中のケネディ大統領が銃撃・暗殺された都市の名は？

問 22

北ベトナム軍の哨戒艇がアメリカ海軍の駆逐艦に魚雷を発射。アメリカがベトナム戦争に介入するきっかけとなった事件は？

▶ヒント：後にアメリカ軍が仕組んだ事件だったことが暴露された。

問 23

1966（昭和41）年から始まった文化大革命時、中国各地で組織された青年学生運動の闘士たちを「○○○」呼んだ。

▶ヒント：文革中の行方不明者の一部虐殺に関わったとも言われた。

問 24

1966（昭和41）年、ソ連が打ち上げた無人月探査機「○○9号」が月面への軟着陸にはじめて成功した。

13 スプートニク1号
14 私はカモメ
15 チェ・ゲバラ
16 ケネディ大統領

問 25

「オレたち黒人が戦うべき本当の敵はベトコンじゃない」といって兵役を拒否した、アメリカの元プロボクサーは?

▶ヒント:元WBA・WBC統一世界ヘビー級チャンピオン。

問 26

1967(昭和42)年、交通事故死した人間から別の人間へ、人間同士による初の心臓移植が行われた国は?

問 27

1960~70年代、平和と愛の象徴として身体を花で飾ったアメリカのヒッピーを「〇〇〇〇チルドレン」と呼んだ。

▶ヒント:ベトナム反戦を訴えてワシントンDCでデモも実施。

問 28

冷戦期における西側経済圏を代表する国際機構「欧州諸共同体」のアルファベットによる略称は?

17	18	19	20
U2	ブラジリア	OPEC	マリリン・モンロー

問29

メキシコ五輪中の表彰台でアフリカ系アメリカ人選手が行った、黒人たちによる行動力を一般に「○○○○パワー」と呼んだ。

▶ヒント：アメリカ国歌演奏中に頭を垂れ、拳を高々と突き上げた。

問30

ベトナム戦争中の1968（昭和43）年、アメリカ軍が非武装のベトナム人村民を虐殺した事件が勃発。村の名前は？

▶ヒント：この事件をきっかけにアメリカ軍の権威は失墜した。

問31

パリの学生たちを中心に起こった社会変革を求める運動「5月革命」のとき、運動の中心となった地区が「○○○○・○○○」。

問32

1960年代後半、ナイジェリア東部のイボ人を中心とする住民が分離独立を宣言し内戦に。飢餓により「○○○○の悲劇」が。

▶ヒント：飢餓でやせ衰えた子どもたちの姿が世界を揺り動かした。

21	22	23	24
ダラス	トンキン湾事件	紅衛兵	ルナ

問 33

アメリカ・テネシー州メンフィスのホテルのバルコニーで非暴力の黒人運動の指導者「○○○牧師」が暗殺された。

問 34

政治・経済・文化などの全面自由化に取り組んだチェコスロバキアの一連の動きを「○○○の春」と呼んだ。

▶ヒント：ソ連軍などのワルシャワ条約国軍が急襲、自由化はついえた。

問 35

狂信的なカルト指導者チャールズ・マンソンの信奉者5人によって殺された、ロマン・ポランスキー監督夫人だった女優は？

問 36

1969（昭和44）年夏の3日間、アメリカ・ニューヨーク州の野外に観客約40万人を集めて行われたロック・コンサートは？

▶ヒント：サンタナ、ジミ・ヘンドリックスら30組以上が出演。

25 モハメド・アリ
26 南アフリカ
27 フラワー
28 EC

問 37

イギリスとフランスで共同開発され、定期国際運航路線に唯一就航した、速度マッハ2の超音速民間旅客機は？

問 38

アメリカの宇宙船アポロ11号が人類として初めて月面着陸に成功。着陸船から最初に月面に足を踏み出した船長は？

▶ヒント：もう一人、月面に降り立ったのは、オルドリン飛行士。

問 39

ミュンヘン・オリンピック期間中にパレスチナ・ゲリラが選手村の「○○○○○選手宿舎」を急襲、人質ら17人が亡くなった。

問 40

アメリカの民主党本部に盗聴装置が仕掛けられていたことに端を発し、現役大統領ニクソンの辞任にまで発展した事件は？

▶ヒント：「ワシントン・ポスト紙」の記事で事件は明るみに。

29 ブラック

30 ソンミ村

31 カルチェ・ラタン

32 ビアフラ

問 41

アラファト議長率いる「パレスチナ解放機構（略称○○○）」がパレスチナ人の唯一正当な代表とアラブ首脳会議で認められる。

▶ヒント：現在の議長はマフムード・アッバース。

問 42

パーレビ国王を追放し、イスラム教の原点回帰を標榜するイラン革命を起こしたシーア派の宗教指導者の名は？

問 43

アメリカの「○○○○○○島」にある原子力発電所で、炉心の一部が溶融する大事故が発生。住民はパニックに。

▶ヒント：州知事の勧告で多数の市民が避難。

問 44

1980（昭和55）年ニューヨークの自宅近くでジョン・レノンが、ファンを名乗る「マーク・○○○○○」に射殺された。

36 ウッドストック

35 シャロン・テート

34 プラハ

33 キング

問 45

民主化を模索するポーランドで、「○○○委員長」が率いる独立自主管理労働組合「連帯」が結成された。

▶ヒント：「連帯」は政権を握り、○○○は後に大統領に選ばれる。

問 46

イギリスのスペンサー伯爵家令嬢「○○○○」が、王位継承権者第1位のウェールズ公チャールズと結婚。

問 47

ペンギンの島と呼ばれた「○○○○○○諸島」の領有権をめぐって、イギリスとアルゼンチンの間で戦争に。

▶ヒント：フランス製ミサイル、エグゾセの命中率が話題に。

問 48

旧ソ連最大の原子力発電所、「○○○○○○原発4号炉」が爆発。炉心から大量の放射性物質が噴き上げた。

このページの問題の解答は１６６ページ下にあります。

37	38	39	40
コンコルド	アームストロング	イスラエル	ウォーターゲート事件

問 49

初めて民間人を乗せたスペースシャトル「○○○○○○○」が打ち上げから73秒後に爆発。乗員7人全員が亡くなった。

▶ヒント：白煙に包まれ爆発する映像が瞬時に世界へ中継された。

問 50

ニューヨーク株式市場が一挙に508ドルも暴落、大恐慌の再来は免れたが、「○○○○マンデー」と呼ばれた。

問 51

アパルトヘイト（人種隔離政策）で揺れる南アフリカで、黒人指導者「ネルソン・○○○○」の釈放を求めるデモが多発。

問 52

1980年代のソ連で、ゴルバチョフが進めた一連の経済・政治・社会制度の改革を「○○○○○○○」と呼んだ。

▶ヒント：○○○○○○○はロシア語で「再構築」の意味。

このページの問題の解答は166ページ下にあります。

41 PLO

42 ホメイニ（師）

43 スリーマイル

44 チャップマン

思い出せますか？ 昭和の歴代総理

昭和の総理大臣を順番に並べてみました。
空欄に入る総理大臣は誰でしょう？　名言をヒントに思い出してください。

戦前・戦中編

25 若槻礼次郎
↓
26 田中義一
↓
27 浜口雄幸
↓
28 若槻礼次郎
↓
29 ○○○
「話せば分かる」
↓
30 斎藤実
↓
31 岡田啓介
↓
32 広田弘毅
↓
33 林銑十郎
↓
34 近衛文麿
↓
35 ○○○○○
「欧州の天地は複雑怪奇」
↓
36 阿部信行
↓
37 米内光政
↓
38 近衛文麿 2
↓
40 東条英機
↓
41 小磯国昭
↓
42 鈴木貫太郎
↓
↓

次ページは 戦後編

※名前の上の数字は代数。□の数字は改造内閣を除く組閣数。

↓43 ○○○○○○

「国民ことごとく……総懺悔し（一億総懺悔）」

↓44 幣原喜重郎

↓45 ○○○

「戦争に負けて、外交に勝った歴史はある」

↓46 片山哲

↓47 芦田均

↓48 吉田茂 [4]

↓52 鳩山一郎 [3]

↓55 石橋湛山

↓56 岸信介 [2]

↓58 ○○○○ [3]

「私はウソを申しません」

↓61 佐藤栄作 [3]

↓64 ○○○○ [2]

「政治は数であり、数は力、力は金だ」

↓66 三木武夫

↓67 ○○○○

「人命は地球よりも重い」

↓68 大平正芳 [2]

↓70 鈴木善幸

↓71 ○○○○○ [3]

「日本は不沈空母になる」 ※実際には「大きな船」と発言

↓74 竹下登

答え

犬養毅　平沼騏一郎　東久邇宮稔彦　吉田茂　池田勇人　田中角栄　福田赳夫　中曽根康弘

7章・163ページの解答

48	47	46	45
チェルノブイリ	フォークランド紛争	ダイアナ	ワレサ

7章・164ページの解答

52	51	50	49
ペレストロイカ	マンデラ	ブラック	チャレンジャー

朝日脳活ブックス

50歳からの物忘れ認知症対策に！

思いだしトレーニング
漢字
熟語・ことわざ

968問

漢字の読み・書きで
楽しみながら
脳を活性化！

「あれ？　この字はなんと読むんだったかな……」
そんなことが増えてきた、あなたに読んでほしい
漢字の思いだしトレーニング本です。
漢字の読み・書き・熟語・ことわざなど、
全部で968問収録。
脳を眠らせたままでは、生活の活力もわきません。
この本でぜひ、元気あふれる脳を
復活させてください。

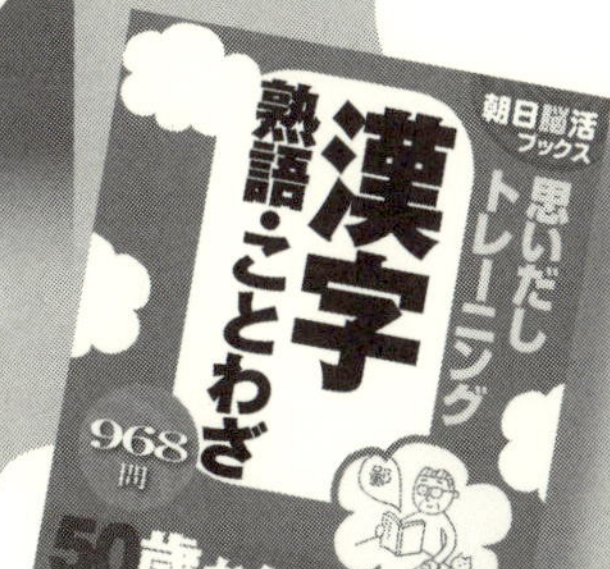

本書の主な内容

第1章
できれば知っておきたい
基本問題編
全178問

第2章
なるほど！
ことわざ・慣用句・四字熟語編
全192問

第3章
読めそうで読めない漢字編
全244問

第4章
書けそうで書けない漢字編
全162問

第5章
読めたら自慢できちゃう
難問編
全192問

朝日新聞出版

編著

朝日脳活ブックス編集部

スタッフ

✣ 制作協力　宮本治雄

✣ カバー・本文デザイン　VACクリエイティブ

✣ イラスト　江口修平

✣ 校正　野口 誠

朝日《あさひ》脳活《のうかつ》ブックス

思《おも》いだしトレーニング

昭和《しょうわ》のできごと

発行者　橋田真琴

発行所　朝日新聞出版

〒104-8011　東京都中央区築地5−3−2

電話 (03)5541-8996 (編集)　(03)5540-7793 (販売)

印刷所　中央精版印刷株式会社

ISBN　978-4-02-333102-0

定価はカバーに表示してあります。

落丁・乱丁の場合は弊社業務部（電話03-5540-7800）へご連絡ください。

送料弊社負担にてお取り替えいたします。